UMUGORE UTWITE

Bangambiki Habyarimana

First Edition

IBIRIMO

UMUGORE UTWITE

DORE IBIMENYETSO BYEREKANA KO USHOBORA KUBA UTWITE

1.Kutabona imihango mu gihe usanzwe uyiboneramo: Hari impamvu nyinshi zishobora gutuma utabona imihango mu gihe wateganyaga. Zimwe muri izo mpamvu ni

-guhangayika

-kwiyongera ibiro

-gusiba kunywa imiti iringaniza imbyaro, n'izindi.

N'ubwo izi ari zimwe mu mpamvu zishobora gutuma utabona imihango, akenshi ni byiza no gutekereza ko waba warasamye mu gihe utabonye imihango.

2.Ubworohe cyangwa Uburibwe bw'Amabere:Iyo umugore akimara gusama akenshi amabere aroroha kandi akamubabaza nk'igisebe.

3.Kugira Isesemi: Abagore benshi bakunze kugira isesemi nyuma yo gusama. Nubona utangiye kugira isesemi nta mpamvu mu gitondo cyangwa mu kindi gice cy'umunsi uzakeke ko waba wasamye.

4. Kumva Umunaniro:Abagore benshi bumva umunaniro nyuma yo gusama no mu gihe cyose batwite. Ni ikimenyetso cyo gusama kuko umubiri uba uhinduye gahunda. Nubwo intege

zishobora kwiyongera mu gihembwe cya gatatu cyo gutwita, mu minsi ya mbere rwose umugore aba ananiwe ku buryo bugaragara

5.Kunyaragura:Mu minsi ya mbere yo gusama nyababyeyi yiyongera ubunini, amazi akaba menshi mu mubiri mu gihe umubiri urimo kwitegura ikura ry'umwana muri wo. Ibi biro byose bitsikamira uruhago, hamwe na ya mazi menshi mu mubiri bigatuma ukenera kunyara kenshi. Nubona rero ukenera kunyara kenshi kandi nta mpamvu zigaragara uzakeke ko kaba kabaye!

6.Guhumurirwa no guhurwa: Abantu bose barahumurirwa, ariko umugore utwite agira akarusho, ashobora no guhumurirwa n'ibyo undi muntu atshobora gumurirwa. Usanga kandi ibiryo byashimishaga umugore mbere yo gusama hari ubwo abihurwa akabyanga. Niba wakundaga imyumbati ubu niba uyibona ukenda kuruka ushobora kuba warasamye. Hari n'abagore nyuma yo gusama bifuza kurya ibitaribwa nk'umurayi,ibitaka n'ibindi.

7.Imihindukire mu Myitwarire:Mu gihe cyose cy'inda ariko cyane cyane mu ntangiriro zo gutwita imisemburo iba iri hejuru. Gutwita ni umurimo ukomeye umubiri wawe uba urwanira gutunganya neza ni yo mpamvu havuka intambara mu mubiri iyo urimo guhangana n'icyo kibazo.Uzasanga umugore ukimara gusama ashobora guseka,akarira,agasakuza byose mu gihe kimwe. Si uko aba ari umusazi ni uko ari ho umubiri uba ugeze.

8.Gucika umugongo: Nubwo abagore benshi bakunze gucika umugongo igihe gito mbere y'imihango, umugore ukimara gusama ashobora kumva aribwa n'umugongo bidakira. Umuti ni ukwikanda.

9.Kuribwa n'Umutwe:Abagore benshi nyuma yo gusama bumva bariwe n'umutwe kbera imihindukire mu misemburo y'umubiri. Ariko iyo umutwe ukurya wafata n'imiti yo kukorohereza ntihagire igihinduka, hari ubwo biba biterwa n'uko waba wasamye.

10.Gushyuha k'Umubiri:Akenshi k'umugore ukimara gusama usanga afite ubushyuhe bw'umubiri buri hejuru.

INZOGA N'ITABI NI BIBI K'UMUGORE UTWITE

Ubusanzwe umugore utwite aba agomba kwitondera ibintu byose akora, byagera ku byo ashyira mu mubiri we akagomba gushyiraho akarusho kuko byakwangiza ubuzima bw'umwana ndetse tutibagiwe na we ubwe kuko umubiri we na wo uba ufite intege nke.

Imyotsi y'itabi ndetse na alukolo (alcool) yo mu nzoga byangiza ubuzima bw'umwana uri mu nda ku buryo bugaragara. Kunywa itabi ku mugore utwite bishobora gutuma umwana avuka adashyitse (ibiro biri mu nsi ya 2,5), kuba umugore yakuramo inda cyangwa umwana ugasanga ararwaragurika, cyane cyane umusonga, indwara z'ubuhumekero n'indwara zo mu matwi. Abana bavutse ku babyeyi banyweye itabi bakunze kuvukana umutima ,ubwonko ndetse n'isura byangiritse. Bakunze kuba ari bato cyane mu gihagararo ugereranije n'abavutse ku babyeyi batanywa itabi, ugasanga baribasirwa n'indwara zifata imyanya y'ubuhumekero.

Ingaruka zo kunywa inzoga igihe umugore atwite na zo ziteye inkeke kuko kunywa alukolo mu gihe umugore atwite bimutera kubyara umwana wangiritse, ushobora kuvukana uruhurirane rw'indwara bita « fetal alcohol syndrome », bigatuma adakura neza yaba akiri mu nda cyangwa yaravutse, isura yarangiritse (yakobanye), kugira umutwe muto, tutibagiwe n'ubwonko budashyitse ndetse n'imyitarire itaboneye mu bandi.

Ibyago bikurikira kunywa itabi n'inzoga mu gihe umugore atwite bishobora kwirindwa kugira ngo abantu babashe kurwanya impfu zitateganijwe zikunze kwibasira abana bavuka ku babyeyi bakunze kunywa inzoga n'itabi.

Urubuga rwa internet : ehealth, dukesha iyi nkuru ruvuga ko umugore utwite yagombye gufata umwanzuro ku kamenyero ke ko kunywa itabi n'inzoga, kuko ari cyo gihe cya ngobwa cyo guhindura imyitwarire ye ku nzoga n'itabi.Ibyo ariko bishobora kugorana guhinduka, nk'uko bisanzwe bizwi ko guhindura akamenyero bigoranye, ariko ku bw'uburemere bw'ubuzima bwabo n'ubw'abana batwite baba bashyira mu kaga, bakaba bagomba kubitekerezaho kandi bakabifatira umwanzuro urengera ubuzima.

KUBYIMBA AMAGURU KU BAGORE BATWITE

Abagore benshi, iyo batwite bakunze kubyimba amaguru n'ibirenge, rimwe na rimwe bagakuka umutima kuko ari bwo bwa mbere baba batwaye inda ugasanga bamwe birukiye mu bapfumu bakabarya ibyabo ku busa, nyamara biba ari bimwe mu birango by'uko umugore yasamye n'impinduka zijyanye na byo.

Nkuko bitangazwa na Dr Nkurunziza Gérard, umuganga w'inzobere mukuvura indwara z'abagore (gynécologue) kubyimba ibirenge, utugombambari, amaguru, rimwe na rimwe amaboko n'intoki, ni bimwe mu bigomba kuba ibirango by'umugore utwite, bigaterwa n'uko amatembabuzi aba yabaye menshi mu mubiri kubera imikorere yawo iba yahindutse iyo umugore atwite.

Dr Nkurunziza Gérard akomeza avuga ko igitera iyo mpamvu yo kubyimba k'umugore utwite ari ukubera ko nyababyeyi igenda yaguka kubera imikurire y'umwana, imitsi yo mu maguru igarura amaraso mu mutima iratsikamirwa ntibe ikibasha kuyagarura neza, ubwo amatembabuzi akaba menshi mu birenge no mu maguru bigahita bibyimba.

Akomeza avuga ko abagore benshi bakunze kugira ikibazo cy'umuvuduko w'amaraso batwite, na byo bituma amatembabuzi yiyongera mu mubiri, ati " igihe umugore atwite yari asanganywe ikibazo cy'umuvuduko udasanzwe w'amaraso aba agomba gukurikiranirwa hafi na muganga. Ikindi ni uko umugore utwite ashobora kugira ikibazo cy'uko imisemburo ya porojesiterone (progesterone) iba myinshi mu mubiri igatuma impyiko zifata imyunyu ngugu myinshi ya sodiyumu (sodium) igomba amazi menshi kugira ngo umubiri ubashe kuyisohora, ibyo na byo bigatuma umugore abyimba amaguru n'ibirenge.

Andi makuru ya babypartner.com itanga inama ku bagore batwite ko bashobora kubyirinda bagerageza kurya ifunguro ririmo umunyu muke, bambara inkweto ziciye bugufi, baruhuka bihagije, kugira ngo amaraso abashe gutembera neza agaruka mu mutima. Ikindi ni ugukora imikino ngororamubiri(sport) kugira ngo bifashe amaraso abashe gutembera neza.

UBURYO BWO KWIRINDA ISESEMI MU GITONDO K'UMUGORE UTWITE

Ni kenshi cyane ababyeyi batwite bakunda kugira isesemi mu gitondo ndetse bigatuma baruka, ubuzima bwabo ntibumererwe neza. Iyi sesemi ikunze kugaragara mu byumweru bya mbere umugore atwite ariko kenshi ishira nyuma y'igihembwe cya mbere cyo gutwita; ni ukuvuga nyuma y'amezi atatu byibuze.

Nk'uko tubikesha urubuga rwa internet: doctissimo.fr, dore inama icumi ababyeyi batwite bagomba gukurikiza kugira uko kugira isesemi kuganuke:

1. Kugira umutuzo mu byo ukora: aha iyo ukora ibintu wiruka cyane,wenda uvuga uti 'ngiye gukererwa akazi' cyangwa guhaguruka mu buriri wihuta byongera ibyago byo kugira iseseme. Ni byiza gukora imirimo yawe utuje kandi witonze.

2. Kurya gahoro kandi ku masaha: aha usanga abagore batwite badakunze kurya, kandi iyo igifu kirimo ubusa bituma ugira inzara ndetse n'isesemi.

3. Gukora imyitozo ngororamubiri: si byiza gukomeza kuguma mu buriri, ahubwo gerageza utambagire ukora imyitozo yoroheje. Ibi bituma ya sesemi igabanuka.

4. Kwirinda ibintu bihumura cyane: nk'ibiryo birimo ibirungo byinshi cyane, parfums, n'ibindi bigira impumuro nyinshi.

5. Kugira imirimo ugomba kugabanya gukora: nko guteka, kuko ibi byongera isesemi. Aha umugabo na we ashobora kugira uturimo two mu rugo agufasha.

6. Kurya ibitera imbaraga: umutsima, umuceri n'ibinyampeke, bikaboneka mu ifunguro ryawe rya buri munsi.

7. Kunywa ka potage

8. Kwirinda kugira ibyo ufata bakubwiye ko bigabanya isesemi, atari kwa muganga

9. Kwirinda kunywa itabi: birinda umwana wawe ndetse nawe ubwawe kugira ngo utagira isesemi

10. Kwirinda kunywa ka kawa kaba gakonje cyangwa gashyushye

Mu gihe ubona bikomeje kwanga cyangwa uruka cyane, ushobora kujya kwa muganga hakwegereye bakagufasha.

IBINTU 5 UMUGORE UTWITE AGOMBA KWITWARARIKA

Iyo umubyeyi atwite hari ibintu byinshi bihinduka mu buzima bwe bwa buri munsi.

Mu gihe rero umubyeyi atwite hari ibyo agomba kwitwararika kugira ngo arusheho kugira ubuzima buzira umuze hamwe n'uwo atwite, muri ibyo dore iby'ibanze.

1. Gufata igaburo ryuzuye rikize cyane cyane ku mboga rwatsi ndetse na protein buri munsi.

2. Gusimburanya ibigize ifunguro ni ingenzi, ibi bifasha ko umubyeyi abona vitamins ndetse n'imyunyu ngugu umubyeyi aba akeneye igihe atwite kandi bituma umubyeyi atazinukwa bimwe mu biribwa.

3.Buri gihe ni ingenzi ko umubyeyi anywa amazi ahagije kuko ari ingenzi cyane kuko bifasha uruhu rw'umubyeyi kutagira amahinduka kubera gutwita ndetse bikamurinda kubyimba bimwe mu bice by'umubiri, constipation ndetse n'ibindi. Kunywa byibuze ibirahure 8 by'amazi ku munsi byaba bihagije.

4. Kugerageza kurya ibiryo bike bike iyo wumva ufite iseseme cyangwa ufite ikibazo cyo kuruka, kurya ibiryo bike mu bihe bigiye bitandukanye bizatuma isukari yo mu maraso iguma ku kigero kiza bitume umubyeyi yumva amerewe neza kandi akabasha gukomeza akazi ke ka buri munsi.

5. Gerageza kurya neza kugira ngo ubashe kwiyongera mu biro no kubona intungamubiri zikenewe ku buzima bw'umubyeyi n'uwo atwite, ugomba kurya ibiribwa bikize kuri proteins ndetse na vitamins ariko tutirengagije ko vitamins A nyinshi zishobora kugira ingaruka mbi.

Icyo tutagombye kwirengagiza ni uko umubyeyi aba agomba kwitabwaho by'umwihariko kugira ngo arusheho kugira ubuzima bwiza we n'uwo aba atwite, uramutse ushaka ibisobanuro birenze ushobora kwegera abaganga bashinzwe kwita ku babyeyi bakagufasha.

URURERI NI IKI

Turebye kuri guichetdusavoir.org, wikipedia.org hamwe na bebe.be, dusanga urureri rugira hagati ya cm 40 na cm 60 z'uburebure, igice cya metero muri make, kandi rukagira ubugari bwa cm 1 kugera kuri 2. Akamaro k'urureri akaba ari uguhuza umwana na nyina, kuko igihe cyose umwana azamara mu nda ya nyina azajya agaburirwa ndetse agahabwa n'umwuka wo guhumeka binyuriye kuri uru rureri nyine. Ibi byose urureri rukora, bigakunda binyuriye kuri nyababyeyi

Uti ese urureri ubundi rukozwe n'iki?

Urureri rukozwe cyangwa se rufite umugarura (veine), ibitandukanye no ku muntu mukuru, umugarura wo mu rureri niwo ujyana amaraso arimo oxygène ku mu mutima w'akabebe kari mu nda. Urureri nanone rukagira imijyana ibiri, cg se artères, iyi mijyana nanone bitandukanye no ku muntu mukuru, akaba ariyo igarura amaraso mabi yamaze gukoreshwa, iyagaruriye maman w'akabebe iyavanye mu mutima wako ngo asukurwe.

Muri make, kuko ibihaha by'umwana uri mu nda bidakora, n'inzira ye yose y'ubuhumekero muri rusange, urureri nirwo rumushyira umwuka kandi rukanamuha ibindi byose bizatuma abasha kubaho. Ruramugaburira mu yandi magambo.

Iyo akabebe kavutse rero, umwana atangira guhumeka. Kandi aba agomba no gutangira kwigaburira yonka. Bityo urureri akazi karwo kaba karangiye, niyo mpamvu barukata. Rugapfundikwa.

Urureri ariko rushobora no gutera ibibazo mu gihe cyo kuvuka. Nk'uko twamaze kubona ko ari rurerure, cm 40 kugera no kuri 60, hari igihe rwizunguza ku ijosi ry'umwana. Muri make rukamuzirika. Ibi iyo bitavumbuwe, igihe umwana arimo agerageza kuvuka, asohoka mu nda ya maman we, rushobora kumuniga hanyuma akahasiga ubuzima.

Urureri, aho rwari rufatiye ku mwana iyo amaze kuvuka bakarukata niho hahinduka umukondo. Rugafata ku mwana ruturutse ku ngobyi uyu mwana yiberamo ari nayo igerageza kuyungurura ibyo umubyeyi yahaye umwana, bityo n'ubwo baba basangira ariko umwana agakomeza kugira amaraso ye, yewe umubyeyi yaba ananduye Sida, dore ko Virus zayo ziba mu maraso, akarinda abyara atanduje umwana kuko ingobyi iba yaragiye iyungurura ibyo umwana adakeneye ikabisubiza nyina.

Mu gihe ku mubyeyi we, urureri rwanyuze ku gombyi ruvuye ku mwana, rukomeza rukamuhuriza na nyina aho ruba rufashe ku gice cya nyababyeyi.

Igihe rero umwana avutse, bwa buryo yahumekagamo burahagarara, noneho agatangira ibisanzwe by'abantu bakuru, ibyo bigatera kwifunga k'umwobo witwa Botal, watumaga amaraso yo mu kumba k'iburyo bw'umutima w'akabebe atambuka agakomeza akajya no mu kumba k'ibumoso.

Harifunga rero, maze akabebe kamaze kuvuka kagahita gatangira guhumeka ku buryo busanzwe, kabyifashijemo ubwako, nyina atakigafasha nk'uko yabigenzaga binyuze mu rureri.

Umubyeyi akibyara rero, uwamubyaje aba agomba gukata urureri, ibi akabikorera nibura muri cm 2 uhereye ku nda y'umubebe. Ahasigaye, usanga bakunda gupfukishaho compresse stérile, cyangwa se igipfuko kirimo umuti utuma kidahura n'udukoko, bagashyiraho sparadrad kugirango ha hantu hagume hamwe.

Nyuma y'iminsi kuva ku 8 kugera muri 15, za cm 2 z'urureri basize bakata zirihungura, noneho hagasigara umukondo usanzwe umeze neza

SOBANUKIRWA N'IMPAMVU ABAGORE BATWITE BIRINDA KURYA UBUNYOBWA

Umugore urya ubunyobwa n'ibibukomokaho, igihe atwite akwiye kwitondera ifunguro ryabwo kuko umwana uri mu nda ashobora kugerwaho n'ingaruka zitewe no kwivumbura k'umubiri ari byo bikunze kwita 'allergie.

Ibi ni bimwe mu byavuye mu bushakashatsi byasohotse mu kinyamakuru 'La Presse' gisohoka buri munsi muri Canada, aho byerekanye ko kurya ubunyobwa igihe umugore atwite byongerera umwana ingaruka zo kugira allergie ishobora no kuba yamukururira urupfu.

Nk'uko Dr Anne Desrochers, umuhanga mu bijyanye no kwivumbura k'umubiri (allergologue) akaba anakuriye ishami ryo kurwanya allergie mu kigo cy'ibitaro bya kaminuza Sainte-Justine abivuga, ngo bari basanzwe bafite ubushakashatsi bucyeya ku bigendanye n'ingaruka ziterwa no kwivumbura k'umubiri igihe umugore utwite cyangwa wonsa yariye ubunyobwa, nyamara ariko ngo ubu bushakashatsi bwaje bufite ubusobanuro buhagije kuri iyi ngingo.

Mu gihe byari bisanzwe bizwi ko kurya ubunyobwa ku mugore utwite bitera umwana kwiyongera kwa allergie; muri Leta Zunze Ubumwe za Amerika no mu Bongereza ho, ngo abaganga batangaga amabwiriza ku bagore batwite bafite abantu bo mu miryango bakomokamo bagira allergie, ko batagomba kurya ubunyobwa n'ibibukomokaho.

Ubushakashatsi bwo mu bitaro bya Kaminuza Sainte-Justine, bwakozwe hagati y'umwaka wa 1998 na 2005, bugakorerwa ku bana 403, bwagaragaje ko abana 200 bagaragaweho no kwivumbura k'umubiri (allergie) bitewe n'ubunyobwa bari barasuzumwe mbere y'amezi 18 naho abandi 200 bo ntibigeze bagaragarwaho n'uku kwivumbura k'umubiri (allergie), intego yabwo ikaba yari ukureba impamvu zitera kwiyongera kwa allergie ku bana bamwe ntiyiyongere ku bandi.

Ubusanzwe ngo ubunyobwa bukunze kugaragara mu mafunguro agirwaho inama ku bagore batwite by'umwihariko abagore batwite barwara indwara y'igisukari, kuko ngo ari inkomoko ya acide folique igira uruhare mu mikurire y'uruti rw'umugongo, ubwonko ndetse n'igihanga by'urusoro. Nk'uko Dr Desroches abivuga, ngo ubu bushakashatsi bwashimangiye ko ubunyobwa ari ikiribwa cyiza ariko kigira ingaruka zo gutera umubiri kwivumbura (allergie) cyane ku bagore batwite.

Ngo ariko nubwo ubunyobwa butera allergie nyuma y'amata, Dr Desroches akomeza avuga ko hagati y'abana 6 na 8 %, bafatwa n'ama-allergie aterwa n'ibiribwa ngo hari aho usanga guha umwana amata nta ngaruka za allergie bimugiraho.

Ubushakashatsi bwakorewe i Sainte-Justine bwemeje ko konsa atari kimwe mu ngaruka zo kwirinda kugira allergie, nk'uko byerekanywe n'ibyavuye mu bushakashatsi, ahubwo ngo kurya ubunyobwa igihe umubyeyi yonsa ni byo bishobora gutera umwana allergie.

Ibyavuye mu bushakashatsi byashyizwe ahagaragara muri Congrès y'umwaka y'ikigo American Academy of Allergy, Asthma and Immunology, muri Gashyantare uyu mwaka i San Diego.

UMUGORE NTASHOBORA GUTWARA INDA NGO IHIRIME: NI INDA YO MU BITEKEREZO IHIRIMA

Bavuga ko umugore yasamye iyo intanga ngore yahuye n'intanga ngabo, muri kimwe cya gatatu cy'ishami ry'umura uturutse ku turerantanga-ngore bita Ovaire. Ibyo bigakorwa kuko ubwonko buba bwavubuye imisemburo ituma intanga zihisha n'umura ugategurwa kugira ngo wakire umwana. Iyo butabikoze rero ntabwo umugore asama. Ariko Abanyarwanda benshi bavuga ko umuntu ashobora gusama inda nyuma y'igihe akayibura. Ari byo bita "guhirima kw'inda".

Abanyarwanda bavuga ko impamvu yo guhirima kw'inda ari uko baba babaroze abandi ngo birizana umugore wari utwite akayibura, maze inda ikagenda ikajya mu mugongo ikibera urutare. Kuba izagaruka no kutagaruka byo ntibabivugaho rumwe.

Nubwo ariko abantu bavuga ko inda zabo zihirima, Dr Muremangango Aphrodis, Umuganga ku ivuriro ryigenga ryitwa Ihumure avuga ko izo nda bavuga zihirima ziba zitabayeho ahubwo ari inda bita izo mu bitekerezo (grossesse imaginaire), kuko akeshi umugore aba ahangayikishijwe no kubona urubyaro cyane bigatuma ubwonko bubyakira nabi bukareka kuvubura ya misemburo ya oestrogene na Projesteroni bituma intanga zihisha, umura ugategurwa hakaba inda, cyangwa hagasohoka amaraso ari yo bita imihango y'abagore. Mugihe rero iyi misemburo ubwonko bwayivubuye ku kigero gito, cyangwa ntivuburwe, umubgore iyo abonye atabgiye mu mihango agira ngo yarasamye.

Dr Muremangango ati "Iyo umugore yatwaye inda yo mu bitekerezo, hari igihe agaragaza ibimenyetso byinshi by'umugore utwite kuko ubwonko ari bwo bubikora. Nko guhurwa, guciragura, yewe n'inda iraza rwose kuko na we agira ukuntu abigendera, akitwara rwose, yakubwira ko atwite wamureba ukavuga uti uyu muntu rwose aratwite. Gusa ategereza amezi icyenda, ya yandi babariraho, yabona atabyaye ati "iInda yanjye yarahirimye, yagiye mu mugongo, yabaye ibuye n'ibindi."

Uretse guhangayika kandi ngo hari igihe umugore agira imirire mibi na byo bikagira ingaruka ku bwonko ntibuvubure ya misemburo. Umugore abona atagiye mu mihango yatangira guhinduka ku ruhu, amatama akabyimba, na we akagira ngo yarasamye kandi ari ingaruka z'imirire mibi.

Ikindi gishobora gutuma umugore yibwira ko yasamye, muganga Muremangango avuga ko hari igihe agira ibibyimba mu nda bikaba byinshi nk'amagi y'ibikeri, bigakura nk'inda nawe akaba yagira ngo yarasamye. Ibi rero ngo bikaba bibi cyane kuko bitinze bishobora gutuma arwara kanseri yo mu mura.

Mu rwego rwo gukemura ikibazo cyo gutwara inda zo mu bitekerezo cyangwa zihirima, ngo biba byiza ku mugore uwo ari we wese kujya kwa muganga akipimisha igihe aketse ko yasamye, akaba yamenya niba atwite koko, cyangwa icyo atwite ari umwana koko atari bya bibyimba, akaba yavurwa hakiri kare bitaramuteza ibibazo bikomeye. Kandi iyo bitinze, kumwumvisha ko adatwite kandi we yari azi ko atwite, bigora abaganga ndetse n'umugore bikamugora kubyumva. Ikindi ni uko abantu bajya bipimisha mu gihe bagize ikibazo cyo kutabyara kuko hari igihe aba ari ikibazo gishobora gukemukira kwa muganga kuruta uko umugore yahozwa ku nkeke ngo ntabyara kandi n'umugabo ashobora kuba ari we ufite ikibazo cyo kutabyara bikitirirwa umugore wenyine.

UMUGORE UTWITE N'IBIYOBYABWENGE

Duhora tubwirwa n'inzobere mu buzima ko ibiyobyabwenge ari bibi ku buzima, bikarushaho kuba bibi cyane iyo bigeze ku mugore utwite, bitaretse n'umwana atwite.

Nk'uko bisobanurwa ku rubuga rwa internet Aboutkidshealth.ca/en/resources, tukaba tugiye kugaruka kuri bene ibi ibyo biyobyabwenge bishobora kumerera nabi umugore utwite igihe abikoresheje.

a) Inzoga n'Umugore Utwite: inzoga ziri mu bintu bigira ingaruka mbi cyane ku mwana ukiri mu nda kuko zituma ikorwa ry'ingingo ze zihazaharira. Umwana ashobora kuvuka afite ibibazo by'umutima, amaguru, amaboko, ndetse no gukura k'ubwonko bwe kugahungabana.

b) Itabi n'Umugore Utwite: itabi rituma umwana adakura neza cyangwa akaba yavuka atagejeje igihe, rishobora kandi kumutera ibibazo by'umutima n'ibyo mu myanya y'ubuhumekero, gutitira intoki n'ibindi.

c) Marijuana n'Umugore Utwite: ituma umwana avukana ibiro bike, ashobora kuviramo imbere mu bwonko, kugira isukari nke mu mubiri ndetse n'umunyungugu wa karisiyumu ukaba muke.

d) Kokayine n'Umugore Utwite: ishobora gutuma inda ivamo, umwana ntakure neza mu nda, umwana kandi ashobora kuvukana umutwe muto.

Mubyeyi rero ubuzima bw'umwana utwite buri mu biganza byawe, itwararike rero wirinde ibiyobyabwenge bityo nawe umuhe amahirwe yo kuzagira ubuzima buzira umuze.

IMPUNGENGE ABAGORE BAGIRA BEGEREJE KUBYARA

Nyuma y'amezi icyenda amugore atwite ,umwana aravuka, bityo umugore akaba agomba kubyara. Nyamara ngo usanga bafite ubwoba bwo kubyara, impungenge zo kutazishimira umwana bazabyara n'ibindi. Ibi rero bigatuma akenshi abakobwa biteguda kuba abagore batinye cyane igihe cyo kubyara. Ese izi mpungenge ziterwa n'iki? Uretse gutinya kubyara rero ngo hari izindi mpungenge abagore bari hafi kubyara baba bafite nk'uko byagaragajwe n'umuhanga mu mitekerereze, Anne Bacus.

Nk'uko Bacus yabitangarije urubuga rwa internet Magicmaman.com, ngo usanga amwe mu maganya y'abagore bari hafi kubyara ari aya akurikira:

«Mfite ubwoba bw'uko umwana ashobora kuvuka mbere y'igihe kwa muganga bampaye!»

Gutinya ko umwana yavukira igihe kitageze ni ugutinya kubyara umwana utuzuye cyangwa umu (prématurité), nk'uko bivugwa mu gifaransa. Aha rero usanga aba bagore bafite impungenge z'abana, batekereza ko bazabyara nta bushobozi bwo kurera uwo mwana bafite. Ikindi ngo hari igihe baba batekereza ko uwo mwana ashobora kutazubaha nyina bikaba byamutera agahinda.

Aha rero ngo ikibatera impungenge kurushaho ni uko babura ubushobozi bwo kurera umwana wabo kugeza abaye mukuru.

«Mfite ubwoba bwo kutihanganira uburibwe bwo kubyara!»

Ubu bwoba bwo kutihanganira ububabare bwo kubyara, akensi usanga babukura ku byo baba barumvise ku bagore bagenzi babo baba barabyaye mbere. Aha usanga umugore ahita atekereza ku gihe yavukaga ndetse n'uburyo babakiriye bakivuka. Gusa ngo bose baba bitekerereza ububabare bazagira mu gihe cyo kubyara aho usanga abagore badahuza ububabare. Iyi ikaba ari yo mpamvu ngo ari byiza kuganira kuri iki kibazo n'umuganga uri kukubyaza kuko ngo bituma wibagirwa ubwo bubabare.

KUKI UMUGORE UTWITE AGIRA ISESEMI IKABIJE

Nk'uko tubisanga ku rubuga rwa internet medlineplus, kuruka ndetse no kugira iseseme igihe umugore yasamye biba ku bagore benshi batwite, ku buryo kimwe cya gatatu muri bo kigira isesemi, bikurikirwa no kuruka. Kugira isesemi kandi bitangira mu kwezi kwa mbere kw'inda ndetse bikaba byagera mu mezi ane cyangwa bikabaho kugeza igihe umubyeyi abyariye. Nk'uko bakomeza bavuga kandi ngo kugira iseseme ku mubyeyi utwite nta cyo bitwara umwana uri mu nda ngo keretse gusa iyo bikurikirwa no kuruka ndetse no gutakaza ibiro bikabije ku mubyeyi. Impamvu zitera ababyeyi batwite kugira isesemi, nyinshi ntizizwi ariko ngo bishobora guturuka:
    -Ku mihindagurikire y'imisemburo y'umubyeyi cyangwa kugabanuka kw'isukari mu maraso
-Umunaniro ukabije ndetse n'ibiryo bimwe umubyeyi yariye bishobora kumutera kugira isesemi
-Ababyeyi batwite impanga na bo ngo bagira isesemi nyinshi

Nk'uko bakomeza bavuga kandi ngo bimwe mu bintu wakoresha kugira ngo wirinde iki kibazo harimo kurya ifunguro rike kandi riri mu rugero, ndetse rikungahayemo ibyubaka umubiri (proteins) hamwe n'ibitera imbaraga nk'ubunyobwa bukaranze, kurya ibirimo amavuta make ndetse n'umunyu mwinshi no kunywa ka fanta ugiye kuryama cyangwa ukibyuka.

Ngo ni ngombwa kugana muganga igihe waba ugira isesemi irengeje amezi ane cyangwa igihe uruka amaraso ndetse n'igihe uruka inshuro 3 ku munsi.

MBESE IMIBONANO MPUZABITSINA N'UMUGORE UTWITE HARI ICYO ITWARA UMWANA URI MU NDA

Ese kugomeza gukora imibonano mpuzabitsina ni byiza no mu gihe utwite ? Iki ni ikibazo cyibazwa n'abantu batari bake akaba ari byo tugiye kurebera hamwe. Ubusanzwe nta mpamvu n'imwe yo guhagarika imibonano mpuzabitsina mu gihe utwite. Icy'ingenzi ni uko wumva nta kibazo ufite ku byerekeranye n'inda utwite.Nk'uko bitangazwa na babycenter.fr, uru rubuga ruragira ruti "Niba utwite inda ukaba ari nta kibazo na kimwe ufite, nta kabuza gukomeza gukora urukundo na mugenzi wawe kugeza igihe utangiriye ibise". Nyamara rukomeza rugira ruti "Banza uvugane na muganga wawe (gynécologue) ndetse akubwire n'uko nyababyeyi yawe imeze, cyangwa niba nta n'ikindi kibazo wagira.

Imibonano mpuzabitsina hari icyo itwara umwana uri mu nda?

Ntakibazo na kimwe umwana agira iyo ukora imibonano mpuzabitsina . ndetse niyo mugenzi wawe yaba ari hejuru yawe (aha ariko nk'umuco wacu abanyarwanda dukwiye kugiramo ubushishozi kuko si byiza kubikora usa nk'umusazi). Hari akantu gasa n'agafuniko gafite ururenda ruhagije (L'épais bouchon muqueux) gafunga nyababyeyi kugira ngo hirindwe ingaruka zose zatuma habaho ikibazo nko gukomereka. Icyo bita liquide amniotique n'imikaya ifite ingufu ya nyababyeyi bikingira umwana.

Ariko niba umwana mu nda wumva asa nuwimuka, ntibivuga ko aba azi ikirimo kuba niba ari kibi cyangwa cyiza, ahubwo uzabibwirwa n'uko umutima uba utera cyane. Hanyuma icyo gihe gisa nk'aho kihariye, ni ngombwa ko wakwigira inama yo guhagarika imibonano mpuzabitsina muri ako kanya.

Mbese byaba byiza kubigira akamenyero?

Birashoboka ariko ku bagore bamwe na bamwe! Abandi ntibibabera byiza cyane. Amaraso agana muri icyo gice ashobora kuba menshi cyane muri ako gace k'ibice by'imyororokere y'umugore, kandi akongera ibyiyumvo cyane. Ariko ku bandi bagore, ubwo bwinshi bw'amaraso, bushobora gutuma umugore utwite agubwa nabi nyuma y'imibonano mpuzabitsina. Ku bagore bamwe kandi uzasanga bababara "Crampes abdominales" mu gihe cyangwa nyuma y'icyo gikorwa.

Ese birasanzwe kumva udashaka imibonano mpuzabitsina utwite?

Nibyo birasanzwe ! Umubiri wawe ni wo ugomba kwiyumvamo ko ari ngombwa kandi ko nta ngaruka byagira mu buzima bwawe cyane ku byerekeranye n'imibonano mpuzabitsina, ariko kandi birakwiye no kubanza kuganira n'umugabo wawe. Abagore bamwe rwose bumva nta kibazo na kimwe bibatera kandi koko ni byo, mu gihe abandi bo rwose bibatera kunanirwa cyane ndetse bakagubwa nabi cyane ku gihembwe cya mbere (mbere y'amezi ane utwite) ku buryo niyo ubikoze uba usa numusagarira rwose.

Nk'uko impuguke mu by'imyororokere zivuga ziragira ziti "Igihembwe cya kabiri rwose umugore yumva abikunze ariko buhoro. Nyamara ukwifuza kubikora mu gihembwe cya gatatu birahinduka cyane bitewe n'uko aba atangiye gutekereza ibyo kubyara, ubundi akumva rwose arabishaka cyane kuko iki gihe niho umugore bavuga ko aba aryoheye umugabo cyane".

Ese imyitwarire y'umugabo irahinduka?

Ahanini abagabo batangira kubona ko abagore babo babakurura cyane (très attirante). Ariko ukubishaka k'umugabo gushobora kubamo ahanini ubwoba cyane ku buzima bw'umubyeyi n'umwana atwite, ibi byose kandi ni ingirakamaro k'umugabo kuko byerekana cyane impuhwe n'urukundo umugabo afitiye umugore we. Ndetse ahanini iki ni igihe cyo kwitonda cyane k'umugabo kikanagaragariza umugore ko umugabo we abona neza ko umugore atwite kabone n'ubwo yakora imibonano abikorana ubushishozi buhagije.

GUTERURA INJANGWE KU MUGORE UTWITE BISHOBORA GUTUMA ABYARA UMWANA UTABONA

Ubusembwa umwana avukana ni ibintu biba bidasanzwe mu mitere y'umubiri urebeye ku isura cyangwa ishusho umwana aba afite akivuka. Guterura injangwe ku mugore utwite kikaba ari kimwe mu bishobora gukurura ubwo busembwa umwana yavukana.

Nk'uko tubisanga mu gitabo The Pathologic basis of disease, cyanditswe na Robins, mu icapisho rya 5 ndetse no ku rubuga rwa internet rwa wikipedia, bumwe muri ubwo busembwa bushobora kugaragara umwana akivuka cyangwa ntibube bwagaragara. Urugero nk'ubusembwa buri ku mutima. Hagati ya 40% na 60% z'impamvu zitera ubusembwa abana bavukana ntizizwi.

Ngo izindi mpamvu zitera ubusembwa abana bavukana zirimo:

1.Uruhererekane mu miryango: izi ni mpamvu zituruka mu ihinduka rya bimwe mu bigize uturemangingo bita chromosomes, utu rero tuba dufite amakuru yose yerekeye imikorere ndetse n'imitere y'umubiri, iyo utu duce twangiritse, bimwe mu bice by'umubiri bikorwa nabi ndetse bikazagaragara nk'ubusembwa. Urugero nko kuvukana amaboko mato cyangwa maremare cyane.

2.Udukoko duto cyane dushobora gufata umubyeyi utwite na two dutera ubusembwa abana bavukana ,aha twavuga nk'ababyeyi batwite banduye agakoko gatera SIDA, mburugu, n'utundi duko twavuga nk'agakoko ka rubella gatera ubusembwa iyo umubyeyi utwite akanduye, kagatuma umwana agira ubusembwa ku mutima, kuvukana ishaza, ndetse akavuka adashobora kumva. Cyakora ahangaha, ababyeyi batwite bageze mu gihembwe cya mbere mu byumweru 16 ni bo baba bafite ibyago byo kubyara umwana afite ubu busembwa igihe bafashwe n'agakoko ka rubella.

3.Toxoplasma gondi: iyi ni microbe itera indwara ya toxoplasmose. Iyo umubyeyi utwite yanduye iyi mikorobe mu gihembwe cya mbere, umwana we aba afite ibyago byo kuzavuka afite ubusembwa nko guhuma atabasha kubona, umubyeyi yandura iyi mikorobe iyo ateruye injangwe/ipusi, iyo ariye inyama z'ingurube cyangwa iz'intama zidatetse neza. Si byiza rero ko ababyeyi batwite baterura injangwe mu gihe batwite kuko ishobora kubanduza ikanduza n'abo batwite.

4.Ababyeyi batwite barwaye indwara nka diabete na bo abana babo bavuka bafite ubusembwa nko kuvuka bafite amaguru mato cyangwa afatanye ndetse n'inzoga si nziza ku mubyeyi utwite kuko zitera umwana ubusembwa, kuvukana ubwonko buto n'umutwe muto.

5.Imiti imwe n'imwe nka thalidomide , phenytoin n'indi itandukanye, na yo ngo itera ubusembwa. Ngo muri rusange si byiza ko umubyeyi utwite afata imiti atandikiwe na muganga.

6.Kubura vitamin B12 na byo bitera ubusembwa cyane ku bwonko bw'umwana ndetse akaba yavuka nta bwonko afite cyangwa buri hanze. Aha rero ni ngombwa ko ababyeyi batwite bajya kwa muganga kugira ngo bahabwe iyi vitamine ndetse no gusuzuma ko umwana batwite nta kibazo afite.

IMIBONANO MPUZABITSINA NI NGOMBWA KU MUGORE UTWITE ARIKO AKABYITONDAMO

Imibonano mpuza bitsina ni bimwe mu bintu bya mbere byubaka umubano mwiza hagati y'abakundanye; cyane rero ngo iyo umugore atwite birafasha ariko birushaho kuba byiza iyo hakurikijwe inama z'uko babikora ntibigire ingaruka mbi ku mwana no ku mugore.

Nk'uko tubikesha urubuga rwa internet: forum.doctissimo.fr, ngo hari ibintu 8 abantu baba bagomba kwitwararika igihe bategereje umwana.

1. Iyo murimo gukora imibonano mpuzabitsina, biba byiza iyo umugore agiye hejuru y'umugabo cyangwa akaryamira urubavu mu gihe inda itangiye kuba nkuru.

2. Ku nda itaraba nkuru ngo binogera umugore iyo umugabo we amwinjiramo bihagije.

3. Amazi cyangwa umuyaga (cyangwa ikindi kintu) ntibigomba kugaragara mu gihe cyose muri mu mibonano mpuzabitsina umugore atwite. Gukoresha intoki na byo ngo si byiza.

4. Kumva, gusetsa uwo muvugana ngo biba ibintu byiza mu kubaka urugo neza mu gihe umugore wawe atwite.

5. Umugore afite ubushobozi bwo kuba yavuga ngo "oya" mu gihe atiyumvamo gukora imibonano mpuzabitsina mu gihe atwite.

6. Niba umugore afite ikibazo cyo kutarangiza neza mu gihe mukora imibonano mpuzabitsina, biba byiza iyo ihagaritswe mukegera muganga akababwira icyo gukora.

7. Kwirinda gukora imibonano mpuzabitsina igihe cyose mugiriwe inama yo kutayikora na muganga umwitaho.

8. Imibonano mpuzabitsina igomba guhagarara igihe cyose umwe muri mwe yagaragaje ko afite uburwayi bwandurira mu myanya ndangagitsina nk'agakoko gatera SIDA n izindi ndwara zandurira mu mibonano mpuzabitsina ; kwifata byakwanga mugakoresha agakingirizo.

KUKI HARI IGIHE UMUBYEYI ABYARA IGIHE KITARAGERA

Kubyara igihe cy'ukuri kitaragera babivuga iyo byabaye mbere y'ibyumweru 37 kuva aho umugore cyangwa umukobwa aherukira mu mihango, ibi biba ku bagore byibura hagati ya 5-10% by'abagore batwite ndetse binatera impfu z'abana bakivuka zingana na 75%.

Ni bande bafite ibyago byo kubyara igihe kitaragera?

-Kuba warigeze kubyara igihe kitaragera
-Imyaka umubyeyi afite igihe cyo gutwita (kuba afite imyaka mike cyangwa afite imyaka irenze 35)
-Ubusembwa bwa nyababyeyi (known uterine abnormalities)
-Uburwayi bw'umubyeyi cyane cyane indwara z'imyanya myibarukiro cyangwa urwungano rw'inkari
-Imbyaro nyinshi (multiple pregnancies)
Kuva amaraso mbere yo kubyara (antepartum haemorrhage)

Ingorane zivuka nyuma yo kubyara umwana igihe kitageze

-Umwana avuka afite ibiro bike cyane
-Avuka kandi ananiwe cyane bisabwa kwitabwaho n'ibigo byihariye (neonatology)
-Ashobora kugira imikurire itari myiza
-Ingingo ze zishobora kuba zitarakura neza nk'ibihaha
-Umubeyi we ashobora kuva cyane byamukuriramo ubundi burwayi cyangwa akaba yanakurizamo gupfa.

Ingamba zafatwa mu gukumira impamvu zibitera

-Kwigisha ababyeyi ku mpamvu zose, izirindwa zikirindwa izitirindwa zigakurikiranwa
-Kwisuzumisha buri gihe uko utitwe
-Kubyarira kwa muganga
-Kujya kwa muganga buri gihe uko ubonye impinduka mu mubiri we

Tubikesha: Obs &Gyn-illustrated book- Obstetrics in family medicine

INDYO IKWIRIYE UMUGORE UTWITE

-Amagi atogosheje (niba atarya inyama)
-Igitoki
-Imboga rwatsi
-Ibishyimbo
-Amafi
-Foromage
-Ibyo kurya bikarangishije amavuta akomoka ku bihingwa nka soya,ubunyobwa n'ibindi,ngo nabyo ni byiza kuruta ibyaba bikarangisije akomoka ku matungo,nk'ay'inka.

Ku bijyanye n'imbuto,ngo ashobora gufata izo yumva ashaka,ariko ngo aramutse afashe izi zikurikira,birushaho kuba byiza kuko zifasha n'umwana mu nda.Izo ni:

-Imineke
-Ibinyomoro
-Amatunda
-Avoka

Ibinyobwa yakagombye gufata,ngo icyibanze ni:

-Amazi menshi kandi asukuye kuva ku birahuri 6 kugeza ku 8 ku munsi.
-Amata
-Yawurute(yoghourt)
-Umutobe w'amacunga(orange juice)
-Icyayi gikomoka ku bimera(guhita tea bag ikora icyayi ubwiwe na muganga ugukurikirana)

Muri ibyo byo kurya n'ibyo kunywa byavuzwe,byinshi bibonekamo calcium na folic acid,bifite akamaro mu kubaka ubwonko bw'umwana.Aha ngo amata n'inyama bikozwe muri soya,bibonekamo iyi folic acid.Ibinyobwa bisindisha n'ikawa ngo ni ibyo kwirindwa cyane,kuko bishobora kumerera nabi umwana.
Ni byiza ko umubyeyi utwite amenya ko iyo arya aba arira babiri,ni ukuvuga we n'umwana atwite.Niyo mpamvu umubyeyi yakagombye gufata indyo yuzuye,n'ibinyobwa bitagiran ingaruka zitari nziza ku buzima bwe ndetse n'ubw'umwana atwite,kuko uburyo umwana nyina yamutwitiyemo,ari bwo butuma avuka ari uyu n'uyu,akaba yavuka ari umuhanga cyangwa umuswa mun ishuri n'ibindi.

GUTWITIRA HANZE YA NYABABYEYI

   Ubusanzwe iyo umugore asamye inda, urusoro ruba rugomba gukurira muri nyababyeyi kuko ari ho hantu habugenewe hari ibyangombwa byose byo gufasha urwo rusoro mu mikurire yarwo. Nyamara hari igihe ibyo bidashoboka ahubwo urusoro ugasanga rwagiye gukurira ahandi hatari muri nyababyeyi ari byo mu ndimi z'amahanga bita «ectopic pregnancy"; aha twavuga nko mu nda, mu miyoborantanga no ku nkondo y'umura. Izi nda zikaba zishobora guterwa n'ibintu byinshi bitandukanye tugiye kurebera hamwe.

•Indwara zimwe na zimwe zifata imiyoborantanga y'umugore zikaba zayitera (nyababyeyi) kwifunga cyangwa kugabanuka mu mubyimba. Muri izo ndwara twavuga nk'imitezi, mburugu, uburagaza, chlamidia, kimwe n'izindi zitandukanye.
•Inkovu zasizwe no gukira kw'ibisebe byatewe n'uko umugore yari yararwaye zimwe muri izo ndwara.
•Kuba umugore yarigeze abagwa mu kiziba cy'inda cyangwa yarabazwe imiyoboratanga.
•Imiyoborantanga idateye neza; ibi bikaba byabangamira urugendo rw'urusoro rwerekeza muri nyababyeyi.

Ibi bintu bikurikira bishobora kongerera umugore ibyago byo gutwitira hanze ya nyababyeyi:

•Gusama inda umugore arengeje imyaka 35
•Kuba umugore yarigeze atwitira hanze ya yababyeyi
•Kuba umugore yarabazwe mu nda cyangwa mu matako (pelvis)
•Kuba umugore yarigeze kurwara zimwe mu ndwara zifata imyanya myibarukiro
•Kuba umugore yarigeze gukuramo inda bigoranye abishaka
•Umugore usamye nyuma y'uko imiyoborantanga ye ifungwa
•Kunywa itabi na byo bishobora kongerera umugore gutwitira hanze ya nyababyeyi

Birashoboka kwirinda gutwitira hanze ya nyababyeyi, ufashe ingamba zikurikira:

•Kwirinda kunywa itabi ku bagore
•Gukora imibonano mpuzabitsina ikingiye mu gihe utarashaka
•Kubyara hakiri kare kandi ukirinda kubyara indahekana

Hari imiryango myinshi igirana amakimbirane bavuga ngo umugore yarogewe ku nda cyangwa ngo inda barayizinze kuko yatinze kuvuka. Dukurikije ibyo tumaze kubona haruguru aha, dushobora gusanga baba bapfa ubusa kuko hari n'igihe urusoro rukurira mu nda kubera ko igi riba ritageze mu miyoborantanga. Ibi bikaba byatuma ritavuka kuko umwana yapfuye agakora ikintu kimeze nk'ibuye cyangwa rigakura rigatanga umwana ukuze, umubyeyi akaba yabagwa agaterurwamo umwana akiri muzima.

INDWARA Y'UMUTIMA N'UMUGORE UTWITE

Abagore batwite bakunze kwibasirwa n'indwara z'umutima, zinashobora kuba nyirabayazana w'ipfu za hato na hato. Abagerageje gukurikiranwa na muganga batwite bafite ikibazo cy'umutima, 40% babyaye babazwe.

Inkuru dukesha urubuga rwa internet www.futura-sciences.com ivuga ko, kuba utwite kandi ufite n'indwara y'umutima, byongera ibyago byo kuba watakaza ubuzima. Umuryango w'Ibihugu by'Uburayi wita ku bijyendanye n'umutima (ESC), wafashe ingamba zo kwita by'umwihariko kuri bene aba bagore bavuzwe haruguru.

Izi ndwara z'umutima zakunze kwibasira abagore batwite mu Burayi, bigatuma bahatakariza n'ubuzima.

Nk'uko bitangazwa na Michel Komajda, uhagarariye ESC, avuga ko umubare w'abahura n'iki kibazo ukwiriye kugabanuka, ariko ngo ushobora kwiyongera ku bagore batwita inda za mbere batinze (des grossesse tardives), aho baba bashobora guhura n'ikibazo cya diyabete, umuvuduko w'amaraso ukabije, ndetse n'ubwiyongere bw'ibiro bukabije.

Ubushakashatsi bwakozwe na ESC, bwagaragaje ko abagore 1300, bakomoka mu bihugu 28 bitandukanye basuzumwe bagasanga bafite ikibazo cy'umutima. 60 % basanze barwaye indwara y'umutima, naho abasigaye basanze bimwe mu bice bishamikiye ku mutima bifite ikibazo. Iyo nyigo igaragaza ko 26 % bajyanwe kwa muganga igihe bari batwite, babiri kuri batatu bavuwe bakaba bari bafite ikibazo cy'umutima.

Hashingiwe kuri ubu bushakashatsi, ngo umubare w'abapfa batwite wakomeje kwiyongera kugeza ku ijana ku bagore, ari na ko inda zivamo zakomezaga kwiyongera. 40% bahuye n'iki kibazo cy'umutima bikaba byarabaye ngombwa ko babyara babazwe. Nk'uko bikomeza bitangazwa na Komajda ngo ibi bikwiye kubereka ko hari byinshi bagikeneye kwiga, kugira ngo barusheho gukurikirana abarwayi babo igihe batwite.

Umuryango ESC, ukaba uhamagarira abantu bose by'umwihariko abaganga, gukurikiranira hafi kandi neza abagore batwite bafite ibibazo by'indwara z'umutima.

INGARUKA ZO KUNYWA ITABI K'UMUTIMA W'UMWANA URI MU NDA

Abashakashatsi bo mu gihugu cya Australia berekanye ko mu gihe umugore anywa itabi atwite bigabanya cholesterol nziza mu maraso y'umwana azabyara.

Byari bizwi ko kunywa itabi ku mugore mu gihe atwite bishobora kumutera ibibazo nko gukuramo inda, kubyara umwana ufite ibiro bike, kugira imyitwarire mibi ndetse no kugira ibibazo mu myanya y'ubuhumekero ku mwana.

Nk'uko destinationsante.com ibitangaza, ngo ikipe y'aba bashakashatsi iyobowe na Prof. David Celermajer (Université de Sydney) bemeje ko kuba umubyeyi anywa itabi atwite, uretse no kuba byatera umwana kuvukana uburwayi runaka, binatuma ubuzima burangwa n'ibibazo no mu mikurire ye.

Ibi rero ngo bikaba bigaragaza cyane ko abagore 15% banywa itabi batwite, bityo rero ngo abana bavuka ku bagore banywa itabi bakaba bagomba kujya bakurikiranirwa hafi kugira ngo barindwe indwara z'umutima ndetse na hypertension hakiri kare.

KUNANUKA BIKABIJE SI BYIZA K'UMUGORE UTWITE

Ubushakashatsi bwakozwe na Richard Sherbahn, inzobere mu bijyanye n'imyororokere, bwagaragaje ko kunanuka bikabije k'umugore bigira ingaruka zikomeye ku myororokere (reproduction) ye ugereranyije n'abagore bafite umubyibuko usanzwe, nk'uko tubikesha 7sur7.

Ibi akaba yarabihereye ku nyigo zigera ku 2500 z'abagore batwise ariko habanje kubaho guhuriza intanga hanze (fécondation in vitro (FIV). Ubu buryo bukaba bukoreshwa iyo umwe mu bashakanye afite ikibazo mu buzima bw'imyororokere, wenda nk'intanga ze ari nkeya, ni bwo hitabazwa ubu buryo butari karemano bwo guhuza intanga (muri laboratwari), noneho umugore akazaterwa igi (ry'umwana) ariko gusama kwamaze kubaho.

Mu bushakashatsi bwe, Richard Sherbahn yagabanyije abagore mu byiciro bitatu agendeye ku biro bafite ndetse no ku buremere bw'umubiri:kunanua bikabije (très minces), umubyibuho uri mu rugero (poids normal) ndetse no kubyibuha birenze urugero (obèses).

Ubu bushakashatsi bukaba bwaragaragaje ko nibura 1/2 cy'abagore bavuzwe ko bafite umubyibuho usanzwe bose babashije kubyara. Ku bagore bafite umubyibuho ukabije 45% ni bo babashije kubyara, mu gihe ku bagore bari bananutse bikabije 34% ari bo babashije kubyara.

Gusa ngo kuba abagore bananutse bikabaije batwita nyuma y'uko intanga ngore n'intanga ngabo zihurijwe hanze (fécondation in vitro), hari indi miti bahabwa kugira ngo uwo mwana azabashe kuvuka ari muzima. Iyi ariko ngo si yo mpamvu yo kuba abagore bananutse bagira ibibazo byo gutwita kuko ngo n'ubusanzwe abagore bananutse bikabije bagira amahirwe make yo gusama biturutse ku misemburo mike baba bafite mu mubiri wabo (taux faible d'oestrogènes).

Dr Sherbahn akaba ngo yarasanze rya gi ry'umwana baba bateye mu mugore unanutse cyane ritabasha kuguma muri nyababyeyi ye kuko ngo ritabasha kubona ibiritunga bihagije; bityo rero ubu bushakashatsi bukaba bugaragaza ko imiterere y'umubiri w'umuntu igira ingaruka ku myororokere y'umubiri we.

KUGIRA IBIRO BIGERERANIJE BIFASHA ABAGORE MU KUBYARA KWABO

Abahanga mu bijyanye n'imyororokere barimo Richard Sherbahn bashyize ahagaragara ubushakashatsi bemeza ko umugore unanutse agira amahirwe mu mibyarire ye kurusha ubyibushye.

Ibi rero babitangaje nyuma yo gukora ubushakashatsi ku bantu bagera ku 2.500, aho bagabanyije abantu mu byiciro bitatu birimo abafite ibiro bike, abafite ibiro bigereranyije n'ababyibushye cyane.

Aba bashakashatsi baje gusanga ngo kimwe cya kabiri cy'abagore bafite ibiro biringaniye bashobora kubyara byoroshye, ababyibushye cyane ni kuri 45% naho abananutse cyane ni 34%.

Ibi rero ngo biterwa n'uko abagore bananutse akenshi baba bafite imisemburo idahagije rimwe na rimwe ngo bigatuma badasama byoroshye ku buryo bwa kamere.

Source : 7sur7

IBINTU UKWIRIYE KWIRINDA KUBWIRA UMUBYEYI UKIRI MUTO

Kubyara bwa mbere bishobora guhindura ubuzima umuntu yari asanzwe abamo. Bituma abaturanyi barushaho kubitaho, bakabaha utunama tumwe na tumwe kandi bakitwararika ku magambo bashaka kuvuga ku mubyeyi. Gusa ariko abantu benshi bahitamo kwicecekera bakanuma.

Mu busanzwe, burya umugore ufite umwana kabone n'iyo atabivugira ku mugaragaro, aba yumva nta cyaruta umwana we. Aba yumva ari igitangaza. Bitewe n'ibibazo umubyeyi aba yaragize, nko kumara amajoro menshi agoka ataruhuka, ahangayitse, (nko kuba umwana ajya kumera amenyo akamurushya cyane, kurwara n'ibindi), biroroshye cyane ko ashobora kurakara vuba ku buryo budasanzwe, ni byiza rero kwitondera icyo ugiye kuvuga.

Urugero nko kuganira:

- "Sinigeze menya ko wari utwite!" Umaze amezi atandatu ubyaye ariko ku biro byawe utwite nta cyagabanutse. Uracyabyifushye wagira ngo hari undi mwana ugifite mu nda. Nyamara burya ngo umuntu wabwiye umubyeyi ijambo ribi ntiyibagirana kuko aribika ahantu mu bwonko akajya aryibuka. Aha, umubyeyi ntashobora kwishima kuko biramubabaza cyane. Gusa burya ngo si byiza guhita ugaragaza uburakari, ahubwo ikindi gihe, aho kubabazwa n'ariya magambo yavuzwe haruguru, ugomba kubifata nk'urwenya ukerekana ko wifuza abana benshi.

- "Mbega akana keza! Ariko ndabona nta gasura mufitanye." Biragaragara ko umuntu uvuze atyo nta kibi aba agamije, nyamara ariko imvugo nk'iriya ishobora gukomeretsa umubyeyi.

- "Allo! Umwana ameze ate?" (kuri telefoni). Nta kwirirwa umuntu akubaza wowe ubwawe uko umerewe. Kuko ngo burya iyo umuryango ubonye umwana wa mbere, ababyeyi batangira gutekereza uko bazabyara undi.

- "Mbega agakobwa keza!" Kandi nyamara umwana ari umuhungu.

- "Dore! Sha! Jya koga? Imyaka yose ufite? Amagambo nk'ariya yo kubwira umwana muto nabi ashobora gutera umubyeyi we agahinda kuko aba yumva ari ukumutandukanya n'umuntu umufitiye agaciro gakomeye.

- "Jye, umwana wanjye aragenda!" Iyi mvugo si yo kuko nta rushanwa abana baba barimo, kuko burya buri mwana agira igihe cya kugenda cye.

- "Ese buriya ubona umwana wawe ari muzima? Uko aba akina birashekeje". Si byo kuko burya umwana akinisha ikintu cyose abonye. Keretse nka muganga w'abana asuzumye umwana akagira uburwayi agaragaza naho ubundi gukina ku mwana ntacyo bitwaye.
- "Ese uwakabiri muzamubyara ryari?" Ibi na byo ni ibyo kwitondera kuko n'umwana wa mbere ntarakura, baracyagerageza kumwitaho babibatanya n'akazi ka buri munsi.

- "Kuki uyu mwana arushya ni marara?" Birashoboka ko umwana arira kugira ngo ibyo adashobora kwivugira byumvikane. Igihe rero wowe ubona ko ari ukurushya ntabwo ukwiye kwirirwa ubivuga.

- "Uyu mwana ko ananutse cyane, ko kibyibushye?"
Aya magambo yose tumaze kuvuga ni kimwe mu byo ugomba kwirinda kuvuga igihe uri kumwe n'umubyeyi ukiri muto.

UKO UMUGORE UTWITE YAKWITWARA MU GIHE CY'UBUSHYUHE

Mu gihe cy'ubushyuhe abagore batwite birabagora cyane. Mu gihe utwite rero hano hari ibintu bimwe byagufasha kumererwa neza muri icyo gihe cy'ubushyuhe ni ukuvuga mu gihe cy'impeshyi.

Ubundi mu bihe bisanzwe nk'uko tubikesha Destinationsante.com, abagore batwite bategetswe kunywa byibuze litiro imwe n'igice (1,5L) y'amazi buri munsi ariko mu gihe cy'impeshyi kubera ubushyuhe bwinshi uzasabwa kongera amazi ukanywa menshi bitewe n'uko ikirere kimeze.

Nubwo bimeze bityo ariko ngo ugomba kwirinda kunywa amazi akonje cyane kugira ngo utabangamira imikorere y'igogora, ntiwibagirwe kandi ko ugomba kurya imbuto n'imboga nk'uko urwo rubuga rukomeza rubitangaza.

Mu gihe haramutse ubushyuhe bwinshi cyane, wowe mugore utwite usabwe kujya ahantu hari igicucu kandi hahehereye Kandi ugafata akanya ko kuruhuka ku manywa buri munsi. Igihe ugiye hanze ambara imyenda ikwambitse hose kandi irekuye, ntiwibagirwe no kwambara ingofero mu mutwe igukingira izuba cyangwa ikindi cyose wakwitwikiriza.

Niba ufite ikibazo cyo kubyimba amaguru irinde guhagarara umwanya munini kandi uruhuke amaguru yawe aseguye. Nijoro ushobora gushyira umusego munsi ya Matera kugira ngo higire hejuru. Gushyira amaguru n'ibirenge mu mazi akonje nabyo byagufasha.
Icyanyuma muri izi nama zagirwaga umugore utwite mu gihe cy'ubushyuhe yakwigira ku bagore batuye mu bihugu bishyuha nka Espagne, na Portugal bakakungura inama. Ikindi kandi ugomba kugira umwuka uhagije mu cyumba cyawe.

IMPAMVU Z'INKINGO K'UMUGORE UTWITE

Ubusanzwe umugore iyo atwite ubudahangarwa bwe bushobora kugira ibibazo bugatakaza ubushobozi bwari busanganywe, bigatuma indwara zimwibasira ku buryo bworoshye ndetse zidasize n'umwana atwite. Ni yo mpamvu gufata inkingo bizamurinda we n'umwana atwite kuko hari n'indwara ashobora kwandura ariko zikazamugiraho ingaruka ku nda zikurikiyeho, bityo inkingo zikaba zazamurinda ibyo bibazo.

Nk'uko tubikesha urubugarwa internet: marchofdimes.com, ntabwo inkingo zose ari nziza ku mugore utwite kuko hari izishobora kumuteza ibibazo birenze aho gukemura ibyakekwaga. Ni yo mpavu burya atagomba no kuba yakinisha gufata umuti uwo ari wo wose atabiherewe uburenganzira na muganga.

Mbere y'uko umugore atwara inda yagombye nibura kwikigiza indwara zikurikira

-Urukingo rwa "human papilloma virus" kitera kanseri y'inkondo y'umura

-Urukingo rw'iseru (measles), amashamba(mumps) na Rubella

-Urukingo Tetanus na diphteria

-Urukingo rwa Hepatitis A na B

Hanyuma noneho umugore igihe atwite aba agomba kongera kwikingiza indwara zikurikira kugir ango ubuzima bwe n'ubw'umwana atwite bube ari nta makemwa:

-Indwara nka Toxoplasmosis, Rubella, Cytomegalovarus na Human Simplex

-Indwara ya tetanus, diphteria na pertussis

INGORANE UMUGORE UTWITE ASHOBORA GUHURA NA ZO N'UBURYO YAZITWARAMO

Kubabara umugongo no kubyimba amaguru ni zimwe mu ngorane umugore utwite ashobora guhura na zo. Ni byiza ko wasobanukirwa byinshi kuri byo kandi ukaba wamenya n'icyakorwa mu gihe umugore ahuye n'izi ngorane mu rwego rwo kumuba hafi cyangwa kumuha ubufasha bw'ibanze.

Nk'uko tubikesha urubuga rwa internet rw'Umuryango Mpuzamahanga wita ku Buzima (OMS), bavuga ko indwara nyinshi zishobora guturuka ku gutwita k'umugore, abagore bagera million 20 ku isi yose barwara indwara zitandukanye kubera gusama. Ndetse kandi abarenga ibihumbi 500 barapfuye mu 1995 bishwe n'inda ndetse barimo no kubyara.

Izi ni zimwe mu ngorane z'uburwayi umugore atwite ashobora guhura na zo:

-Umuvuduko ukabije w'amaraso

-Kugira amaraso make (anemia)

-Kubabara umugongo cyane cyane mu gihembwe cya gatatu cy'inda ,ibi biterwa no guhinduka kwa centre de gravite y'umugore bitewe ni nda iri gukura

-Kwituma impatwe bitewe no kwiyongera k'umusemburo wa progesterone mu maraso, ukamura cyane amazi yo mu biryo, bigatuma imyanda ikomera, ndetse no kwituma bigorana cyane

-Kubyimba amaguru biterwa nuko inda iyo ikura ikanda imitsi ivana amaraso mu maguru

-Kurwara ikirungurira

-Kwigunga nyuma yo kubyara

-Kwihagarika inshuro nyinshi ndetse no infection z'imyanya inyurama inkari

Bumwe mu buryo abagore batwite bakoresha mu kwirinda ko bagerwaho na zimwe muri izi ngaruka harimo gukora imyitozo ngororamubiri ihagije, bituma amaraso atembera neza ndetse imyanda yo mu mubiri ikajya hanze, kurya indyo yuzuye, kwisuzumisha kwa muganga buri gihembwe ndetse no kugana muganga igihe cyose zimwe muri izi ngaruka zikomeye.

IMYITOZO YAKORWA N'UMUGORE UTWITE

Abantu benshi bazi ko iyo umubyeyi atwite kizira ko yakora imirimo ivunanye, abandi bakavuga ko niba umubyeyi amaze kumenya ko atwite akwiye kugabanya imirimo yakoraga ngo ntiyivunishe.

Hari ibintu byinshi cyane umubyeyi utwite ashobora gukora, bityo ubuzima bwe bugakomeza bukagubwa neza, cyane kuko umubiri we uba umaze kwakira umwana, kandi uwo mwana akaba agiye kumara igihe kitari gito mu nda y'uwo mubyeyi. Aha rero harimo n'imyitozo ngororamubiri.

Imwe mu myitozo umugore utwite yakora harimo koga mu mazi menshi (Piscine). Uyu mwitozo ngo ni mwiza cyane kuko ufasha umugongo, izenguruka ry'amaraso, umutima no mu mpiniringingo z'umuntu gukora neza no kugororokerwa. Muri icyo gihe uwo mwitozo ngororangingo wo kwoga iyo ukozwe, ngo bituma imbavu zimererwa neza. Ibi kandi ngo bituma umuntu agubwa neza kugeza mu gihe cyo kubyara, kuko bifasha mu ihumeka ndetse n'imikaya y'inda ikorohera neza aho agera igihe cyo kubyara imaze kumenyera.

Undi mwitozo ni uwo gufata akanya ugatembera n'amaguru. Ibi bikorwa mu gihe runaka umuntu yagennye. Aha bisaba ko umuntu akora uko ashoboye n'urugendo yabasha kugenda bitewe n'imbaraga afite. Ngo ibi byorohereza mu miterere (forme) n'izenguruka ry'amaraso.

Ahantu bishobora gutera ikibazo rero ngo ni nko kuba wagerageza gukora imyitozo ngororangingo igendanye no mu kiziba cy'inda, cyane cyane mu mpinangingo, ndetse no gukomeza imikaya umuntu akora imyitozo ya Abdomino. Uru rubuga ruvuga ko niba ukora imyitozo ngororamubiri yo mu rwego ruhanitse cyane nk'ikorwa n'amarushanwa akomeye, bikwiye ko ubihagarika ugasigarana imyitozo ikorohereza umubiri, bityo ubuzima bugakomeza bukagubwa neza.

Mu byo umugore utwite yakwigomwa, ngo ni nk'imirimo ivunanye cyane nko kwikorera imitwaro, kwicara ku ntebe idafite umufariso (umusego), kuba mu rusaku rwinshi no kurwegera n'ibindi byinshi byaguhungabanya hatirengagijwe n'umwana utwite.

NYUMA YO KUBYARA

KUKI UBUSHAKE BWO GUKORA IMIBONANO MPUZABITSINA BUGABANUKA NYUMA YO KWIBARUKA

Ni byo koko, nyuma yuko umubyeyi yibarutse, ubushake bw'imibonano mpuzabitsina buramanuka cyane bukagera ku rugero rwo hasi cyane. Ibi rero rimwe na rimwe bivamo ibibazo hagati y'umugabo n'umugire, ndetse rimwe na rimwe hakabaho ubwo bivamo gucana inyuma kw'abashakanye.

Iyo umugore amaze kubyara, umubiri we urema Horumone "hormone" yitwa "prolactine" iyi ikaba igabanya aubushake bwo gukora imibonano mpuzabitsina "anti-désir". Iyo ngo yaba ari imwe mu mpamvu za mbere zitera umubyeyi ukimara kubyara kutagira ubushake bwo kugira icyo yibwira mu buriri. Gusa ngo hari izindi mpamvu zitangwa n'abahanga batandukanye.

Hari abemeza ko n'umunaniro, kwita ku mwana n'ibindi biba byahindutse na byo bishobora kuba indi mpamvu yatuma ibyo gukora imibonano mpuzabitsina bitaza vuba nka mbere. Hakaba rero nubwo ngo uyu mumaman aba yabyaye bigoranye ku buryo bigera ku rwego rwo kumubaga. Aha ho ngo ni ibinid bindi kuko ibikomere biba bisaba kumara byibuze ibyumweru bigera kuri 6 kugira ngo bibe byakomera.

Kugira ngo rero umubyeyi azongere agire urugwiro mu buriri ngo bimutwara igihe kitari gito cyane ko hari n'abatinya ko bakwangirikaimyanya myibarukiro kuko baba bumva hatarasubirana kanid ni na byo koko.

Uwitwa Catherine Solano, Inzobere mu bijyanye n'ibitsina mu Bitaro bya "Cochin" we yemeza ko ngo hari n'abamara amezi agera kuri 6 yose ikitwa ubushake bwo gutera akabariro bitaramugaruka mu mutwe.

Abagabo rero ngo baba basabwa kubyitwaramo neza, bagashishoza kandi bakihangana, ndetse bakanirinda guhubuka no kutivumbura hakabaho kumva ibyifuzo by'umubyeyi.

ABAGORE BAKIMARA KUBYARA BASHOBORA KWIBASIRWA N'INDWARA Y'AGAHINDA

Mirongo inani ku ijana by'abagore babyaye, nyuma y'iminota mike bumva banezerewe, nyamara kandi hashira ikindi gihe gito bakumva bafite agahinda, bacitse integer; muri make bakumva batameze neza. Muri rusange uku kutamererwa neza kurashira mu gihe kitarenze icyumweru kimwe cyangwa bibiri nk'uko bigaragazwa n'impuguke mu by'ubuzima.

Inkuru dukesha urubuga rwa internet www.nlm.nih.gov/medlineplus/, ivuga ko ibi biterwa n'imisemburo iba yarabaye myinshi mu gihe umugore atwite noneho igihe abyaye igahita igabanuka ku buryo bukabije kuko imyinshi muri yo iba ikorwa n'ingobyi y'umwana.

Nyuma yo kubyara rero iyo ngobyi y'umwana isohotse, ya misemburo na yo ihita igabanuka.

Uramutse uhuye n'iki kibazo ngo hari icyo ushobora gukora mu rwego rwo kwirinda zimwe mu ngaruka zishobora guterwa n'igabanuka ry'iriya misemburo. Bimwe muri ibyo ni ibi bikurikira:

• Kuruhuka bihagije
• Kurya neza
• Gushaka abagufasha mu kwita ku mwana kugira ngo ushobore kuruhuka neza
• Ndetse no kuganira n'abandi babyeyi kuko abenshi nabo bashobora kuba barahuye n'icyo kibazo, bityo bakaba bakungura inama bahereye kuko bakitwayemo kugirango bagisohokemo kitabahungabanije cyane.

Uru rubuga rukomeza ruvuga ko ibimenyetso by'agahinda ku bagore bamwe birenza ibyumweru bibiri ndetse bikagera n'aho bidashobora gushira. Iki gihe rero ntibiba bikiri ibisanzwe, niho batangira kuvuga ko umuntu aba yagize indwara y'agahinda.

Aha wakwibaza impamvu abagore bamwe bakomeza kugira agahinda mu gihe abandi gashira. Ngo umugore wese ashobora kugira iki kibazo, nyamara abagore bamwe na bamwe baba bafite amahirwe menshi kurusha abandi. Abo ni nk'abigeze kugira indwara y'agahinda cyangwa se hari umuntu wo mumuryango wabo wigeze kugira iki kibazo.

Uramutse rero uhuye n'iki kibazo ushobora kwegera abajyanama b'ubuzima cyangwa abaganga bakaba bagufasha. Nk'uko bikomeza bitangazwa, ngo kugira agahind

UMUGORE AKOMEZA KUBA MWIZA NA NYUMA YO KUBYARA

Nyuma yo kubyara, byibura abagore batatu muri bane bemeza ko inshuro bakora imibonano mpuzabitsina zigabanuka mu gihe umwe muri batatu we yishinja kuba atakiri mwiza nka mbere.

Nubwo bitandukanye n'ukuri rwose, inyigo yakozwe na Netmums, ku bagore 3000, yagaragaje ko abagore nyuma yo kubyara kenshi aho kwiyumva nk'abakunzi b'abagabo babo biyumva nk'ababyeyi bagomba kurera abana gusa.

Iyi myumvire ntago yagakwiye guhabwa agaciro mu mitwe y'abagore dore ko hari byinshi yangiza cyan cyane mu kuryoshya ubuzima bwa bombi nk'uko biba bikenewe na buri wese.

Iyo nyigo yagaragaje ko mu bagore bakoreweho ubushakashatsi, 12%bonyine aribo bemera ko abagabo babo bakibabonamo ubwiza mu gihe 69% bemeje ko abagabo baba babonamo nk'abantu bananiwe.

Gutekereza gutyo usanga abagore babiterwa no kubona hari ibihindutse ku mibiri yabo nyuma yo kubyara, ariko kwiyitaho no kugaragaza isuku iyo bije biherekeje urukundo rutagira uburyarya, birahagije ngo byongerere umugore kwigirira icyizere cy'uko akunzwe n'umugabo we.

Mu nyandiko dukesha urubuga rwa 7sur7, dusangako ababyeyi 41% badakunda umubiri wabo nyuma yo kubyara naho 42% bo bakaba batana burundu no kwiyitaho bihagije bikenewe kuri buri mukobwa.

Umugore uri hagati y'imyaka 20 na 29 aba yiyumva ko ari mwiza cyane ariko biratangaje kuba umugore umaze kugira mu myaka 32 we aba yumva ari bibi cyane ugereranije n'umaze kugira imyaka 50.

Nyuma yo kubyara, umugore ntakwiriye kumva ko yitangiye umwana kugirango ibye bihagararire aho, kuko kuba umubyeyi ntibikuraho kuba umugore wifujwe n'umugabo we kuva akiri mutoya kugeza amwegukanyeho nk'umuraza..

UMUBYIBUHO W'ABAGORE NYUMA YO KUBYARA

Kubyibuha bikabije nyuma yo kubyara byaba biterwa n'ikorwa ry'imisemburo idasanzwe na Hypothalamus, (aka kakaba ari agasabo gakora imisemburo ituma utundi dusabo dusigaye mu mubiri dukora imisemburo, kaba mu bwonko) yaba ituma umubiri udakoresha ibinure bityo bikaba byinshi nako bitera umubyibuho nyuma yo kubyara.

Ku rundi ruhande abahanga mu by'ubuzima bavuga ko kubyibuha bikabije nyuma yo kubyara, bituruka ku kuba abagore bamwe nyuma yo kubyara barya ibiryo byinshi bikungahayemo amavuta menshi, noneho bigatuma umubiri ugira ibinure byinshi kurusha ibikenewe. Ikindi kandi ngo uyu mubyibuho waba uturuka ku kudakora imyitozo ngorora mubiri, nyuma yo kubyara aho usanga abadamu bamwe bicara ahantu hamwe ntibabe banatambagira.

Ni gute warwanya uyu mubyibuho ?

Ni ngombwa ko wamenya ingaruka zishobora guturuka kuri uyu mubyibuho, kugira ngo umenye uko wazirinda, muri zo twavugamo: Diabetes, indwara z'umutima n'ibindi. Kugira ngo ugabanye uyu mu byibuho ni byiza ko wagereza gukurikiza izi nama.
- Gufata regime ihoraho nyuma yo kubyara kandi irimo amavuta make wibanda ku mbuto, imboga, n'ibindi,
- Gerageza gukora sport uve mu gitanda utambagire niba nta dechirure waba waragize urimo ubyara kandi nabwo umaze gukira watangira ugakora sport kuko bituma umubiri ukoresha ibyo binure bituma ugira umubyibuho.
- Ugomba konsa umwana bityo yaba wowe ndetse n'umwana ubwe bibarinda kugira

umubyibuho nyuma yo kubyara, kuko konsa bituma umubiri ukoresha intungamubiri nyinshi bikanagabanya ibyago byo kugira umubyibuho ukabije nyuma yo kubyara.

KUNYWA ITABI BITUMA UMUGORE ACA IMBYARO VUBA

Ubushakashatsi bwatangajwe muri "journal Menopause" bwagaragaje ko umugore cyangwa umukobwa unywa itabi agera mu gihe cyo guca imbyaro akiri muto.

Ubu bushakashatsi bukaba bwarakorewe ku bagore bagera ku 6000 mu bihugu bitandukanye ari byo: USA, Poland, Turkey na Iran bwagaragaje ko uretse no guca imbyaro hakiri kare kandi, umugore cyangwa umukobwa unywa itabi aba ashobora no guhura n'izindi ngorane z'ubuzima zirimo ko ngo binangiza amagufwa yabo ndetse bikaba byanabatera indwara z'umutima.

Ngio ubusanzwe abagore batanywa itabi baba bashobora kugera mu bihe byo guca imbyaro bafite imyaka ya za 45 na 50 muri rusange. Mu gihe abanywa itabi iyi myaka igabanuka ikagera kuri 40 na 45. Mu gihe cyo guca imbyaro, umugore ntasubira kugira intanga ngore muri we, bityo ntashobora kongera kubyara ukundi.

Gusa nanone ngo umugore uciye imbyaro hakiri kare hamwe n'uciye imbyaro atinze, bose baba bafite ibyago runaka byo kugira ingorane mu buzima. Aha aba bashakashatsi bakaba bavuga ko umugore uciye imbyaro atinze, aba afite ibyago byo kurwara kanseri y'ibere hamwe n'ibindi bibazo bitandukanye. Mu gihe umugore aciye imbyaro kare ngo aba ashobora guhura n'ingorane nko kurwara indwara z'umutima, Diyabete n'izindi.

Ikindi abantu bagomba kumenya ngo ni uko kunywa itabi ku bagore bishobora guhindura uko umubiri w'umugore uteye ndetse ngo bikaba bishobora no kuba byakwangiza intanga ngore ziri mu mubri w'umugore unywa itabi.

TANGIRA KONSA MU GIHE KITARENZE ISAHA UMWANA AVUTSE

Ishami ry'Umuryango w'Abibumbye ryita ku (OMS) rikangurira buri mubyeyi wese konsa umwana kuva akimara kuvuka nibura agakora ku ibere mu gihe kitarenze isaha avutse kugeza nibura yujuje igihe kigera ku mezi atandatu nta kindi kintu yari yavangirwa n'amashereka kuko bimugiraho ibyiza byinshi haba kuri we ndetse na nyina ubwe.

Nk'uko tubikeshaurubuga rwa internet: http://www.askdrsears.com/topics/breastfeeding, konsa umwana akimara kuvuka kugeza ku mezi atandatu atari yamvangirwa ni iby'agaciro kuri we.

Uru rubuga rukomeza rwerekana ibyiza byabyo ku mwana:

1. Umwana wonse neza, ubwonko bwe butera imbere bigatuma atekereza neza ndetse no kwiga ntibimugore mu gihe kizaza

2. Umwana wonse bihagije, nta bibazo by'amaso akunda kugira

3. Umwana wonse neza, nta ndwara zifata mu matwi nk'umuhaha akunda guhura na zo

4. Umwana wonse neza, ni gake cyane ahura n'indwara zifata mu kanwa cyangwa ngo arware amenyo

5. Umwana wonse ntapfa gufatwa n'indwara zo mu gatuza cyangwa ngo arware gapfura

6.Ubushakashatsi bwakozwe bwerekanye ko konka birinda umwana indwara z'ubuhumekero nka asima, umusonga cyangwa Influenza

7 .Konka birinda umwana kugira ibinure byinshi mu mubiri bigatuma ibyago bye byo kurwara umutima n'imiyoboro y'ameraso bigabanuka

8. Konsa umwana bimurinda kwibasirwa n'indwara zifata urwungano ngogozi nk'impiswi cyangawa allergies zazaterwa no kurya

9. Konsa umwana akivuka bituma igihe akingiwe urukingo nta ngaruka mbi rumugiraho

10 .Umwana wonse neza, ibyago bye byo kurwara diabete biragabanuka

11. Abana bonse neza, ibyago byo kuba bazafatwa na rubagimpande mu zabukuru biragabanuka.

Ababyeyi benshi bakunze kutitabira konsa abana babo bitwaje ko bafite akazi kenshi ariko hashingiwe ku mahirwe umwana aba arimo avutswa iyo atonkejwe cyangwa ibyago ashobora kuzahura na byo, buri mubyeyi wese yagombye kwitwararika mu byo akora byose akonsa umwana we.

KUBONEZA URUBYARO

INGARUKA Z'IMITI YO KUBONEZA URUBYARO ZISHOBORA KUBA ZABANGAMIRA POLITIKE YA LETA YO KURINGANIZA URUBYARO

Uburyo bwifashishwa mu kuboneza urubyaro buravugwaho kugira ingaruka nyinshi ku buzima bw'abagore babukoresha bikaba byaratumye hari ababuhagaritse burundu. Abakangurambaga b'ubuzima bo bakavuga ko nta mpamvu yo guhagarika imiti umuntu atagannye kwa muganga.

U Rwanda ruri mu mubare w'abaturage batuye ku bucukike bwinshi ku kilometero muri Afurika, Leta y'u Rwanda yashyizeho kuboneza urubyaro nka bumwe mu buryo bwo guhangana n'iki kibazo. Uburyo busanzwe bukoreshwa mu kuringaniza urubyaro twavuga nk'udupira, ibinini, inshinje, urugori, udukingirizo n'ibindi.

Uwimana Jeanne utuye mu Karere ka Huye, avuga ko agifata iyi miti yajyaga mu mihango ikanga gukama akongeraho ko n'aho ikamiye yahitaga igaruka. Agira ati: "Byatumaga nanuka cyane, ibaze nawe umuntu wagiraga ibiro 42 ari umubyeyi''.

Mukamurenzi Claudine nawe ni umubyeyi, we avuga ko ahantu hose yari ahafite ibibyimba kugeza no mu kiziba cy'inda, yongeraho ko yagiye kwa mugaga akabatekerereza uburwayi bwe bakamubwira ko niba bitamubangamiye agomba kuguma gukoresha ubwo buryo. Agira ati: "Nabonye bimbangamiye mpitamo kubivamo, ubu nta buryo na bumwe ngikoresha mu kuringaniza urubyaro".

Aba bagore bemeza ko ingaruka z'imiti yo kuboneza urubyaro igera no ku mibanire yabo n'abagabo ngo kuko bituma abagabo batuzuza inshingano zo mu buriri mu mudendezo. Ibi ngo bituma bibasenyere ingo zabo.

Uwamaliya Josiane we avuga ko umugabo we yamutaye, kuko ngo iyo yajyaga gutera akabariro yasanga yarumye(imyanya ndangagitsina yarakakaye) bigatuma atiyubakira urugo nk'uko byari bisanzwe. Agira ati: "Nicaraga nkubitwa buri munsi bwakeye nakubiswe bwije nakubiswe amaze kurambirwa ahitamo kunta".

Rugaza Hussein, ushinzwe ubuvugizi mu Kigo cy'igihugu gishinzwe imibereho myiza y'umuryango (ARBEF) avuga ko nta mpamvu n'imwe yatuma umugore ahagarika imiti yo kuboneza urubyo kuko ngo niba yahawe umuti runaka nyuma ukaza kumugiraho ingaruka agomba guhita asubira kwa mugaga akavuga ikibazo yahuye nacyo hanyuma bakamuhindurira imiti. Agira ati: "Nta mpamvu yo guhagarika imiti uko ushatse kuko iyo mugaga asanze ibinini bigutera ikibazo cyo kuva ashobora kubigukuraho akagushyira ku rushinge rwa mezi atatu".

Rugaza yongeraho ko ikibazo gikunda kugaragara ari uko iyo umugore ahuye n'ikibazo yihutira kugenda abibwira abandi aho kwihutira kwa mugaga ngo ahindurirwe imiti.

U Rwanda rwashyizeho politiki yo kuboneza urubyaro mu rwego rwo guhuza ubushobozi bw'umuryango n'urubyaro hagatangwa uburere n'uburezi buhagije ku bana b'igihugu. Gusa kugeza magingo aya abagore benshi ntibavuga rumwe kuri iyi miti yo kuboneza urubyaro.

NORPLANT MU KURINGANIZA IMBYARO ISHOBORA GUTERA INGORANE ZO KUMAGARA MU GITSINA

Norplant ni uburyo bwo kuringaniza urubyaro hakoreshejwe agapira gashyirwa mu kuboko (mu kizigira). Ubu buryo bukaba bushobora gufasha umugore ubukoresha kuba atasama kugera ku gihe cy'imyaka 5. Ubu buryo bwakoreshejwe bwa mbere mu gihugu cya Finland mu mwaka wa 1983.

Kuva icyo gihe mu mwaka wa 1983, hagiye hahinduka byinshi kuri ubu buryo bw'agapira (Norplant) kugira ngo habeho uburyo bwizewe kandi bwa nyabwo mu kuringaniza urubyaro. Uburyo bwa Norplant bukoreshwa uyu munsi, bwagiye bwigwa kandi buhindurwa ku buryo bwizewe ku kigero cya hafi 100%.

Uburyo agapira (Norplant) bukoreshwa

Norplant (Agapira), gashyirwa mu kizigira cy'ukuboko imbere y'uruhu. Mu gushyira agapira mu kizigira cy'umugore, bishobora gutwara iminota igera kuri 15. Rimwe na rimwe hari abagore uba ushobora kubona ishusho ya Norplant mu kizigira cyabo. Mbese isa n'ibonerana mu ruhu. Agapira kakaba gafasha umugore kuringaniza imbyaro kugeza ku gihe cy'imyaka 5.

Agapira (Norplant) gakora gate?

Ubu buryo bufasha umugore ubukoresha kudasama. Icyo gakora, ni uko iminsi y'uburumbuke ku mugore ihinduka ubusa. Ni ukuvuga ko ubu buryo burwanya ugusama bubuza kuba yabasha kwakira ibijyanye n'isama (Gusama).

Kugeza uyu munsi, ubu buryo bwizewe ku kigero cya 99% – 99.95%, gusa nanone si bwo buryo bwonyine bwo kuringaniza imbyaro bukoreshwa.

Igihe ubu buryo butemewe gukoreshwa

Ubu buryo ntibukoreshwa n'umugore ufite indwara zimwe na zimwe nka Cancer, cancer yo mu mabere… ni byiza gukoresha ubu buryo mu gihe muganga yasanze nta ngorane na nke uzahura na zo bitewe n'imiterere y'umubiri wawe, cyangwa bitewe n'izindi mpamvu runaka muganga azakubwira.

Ibibzao bitari byiza bishobora guterwa na Norplant (Agapira)

Nyuma y'amezi atatu umugore atangiye gukoresha ubu buryo, aba agomba kureba niba nta ngorane cyangwa ingaruka mbi yahuye na zo kuva atangiye kugakoresha. Mu bibazo ashobora guhura na byo harimo:

- Ukwiyongera ku muvuduko w'amaraso,
- Uguhindagurika k'ukwezi k'umugore (Igihe abonera imihango),
- Kwiyongera kw'ibiro,
- Kumva atishimye,
- Kumva adashakaka gukora imibonano mpuzabitsina,
- Umunaniro,
- Isesemi,
- Ashobora no kuruka,
- Ugupfuka umusatsi,
- Kuribwa n'umutwe,
- N'izindi ngaruka zitari nziza zitandukanye.

Guhura n'izi ngorane warakoresheje Norplant, ni ibisanzwe. Abahanga mu by'ubuvuzi bakugira inama zuko mu mezi 3 ya mbere utangiye gukoresha Norplant, uramutse uhuye n'ibibazo cyangwa ingaruka zitari nziza, ushobora gusubira kwa muganga bakagufasha.

Ikindi twakubwira ni uko bishoboka kugakuramo. Mu gihe waba wumva utabasha gukomeza kwihanganira ingaruka mbi uhura na zo kubera Norplant, ushobora kwegera muganga mukaganira bakaba bayikuvanamo.

Indi nama ikomeye twababwira mwe mwese mushaka kuringaniza urubyaro, ni uko hariho uburyo bwinshi bwo kuringaniza urubyaro. Buri wese rero aba ashobora guhitamo ubwo ashaka, kandi bunajyanye n'imiterere y'umubiri we.

Mukomeze mugire ubuzima bwiza muringaniza urubyaro ku rwego rw'imiterere y'umubiri wanyu.

ABAFATA IMITI YO KUBONEZA URUBYARO BASABWA KUBANZA KWIPIMISHA

Bamwe mu bagore bakoresha uburyo bwa kizungu mu kuboneza urubyaro, baragirwa inama n'abaganga yo kujya begera abaganga bakabagira inama mbere yo gufata iyo miti.
Nk'uko Muhimba John, umuforomo ukorera ku kigo cyita ku mibereho myiza y'abaturage ARBEF abitangaza, ngo ni ngombwa kubanza gupima umugore uje gufata imiti yo kuboneza urubyaro, agasobanurirwa ibyiza ndetse n'ingaruka (effets secondaires) buri muti ushobora guteza ku mubiri, bityo akaba ariwe wihitiramo uburyo akoresha buberanye n'umubiri we.

Uyu muforomo akomeza avuga ko hari ibihuha bamwe mu bagore bahuye n'izo ngaruka bakwirakwiza aho batuye, ibyo bigatuma bagenzi babo batinya kwitabira gahunda yo kuboneza urubyaro, ati "bigomba kumenyekana ko imibiri y'amantu idateye kimwe, ni nayo mpamvu itakira imiti ku buryo bumwe.

Hari umuti ushobora guteka ikibazo ku muntu runaka, nyamara ku wundi ukamugwa neza. Abantu ntibakwiye kumva ibyo bihuha, ahubwo bajye begera ibigo nderabuzima bahabwe imana, nibiba ngombwa bahindurirwe uburyo bakoreshaga."

Mihimba John avuga ko ingaruka zikunda kugaragara ku bagore bakoresha imiti yo kuboneza urubyaro, ari nko kurwara umutwe, isesemi, guhindagurika kw'imihango n'ibindi, ati "ntabwo biba bikanganye, ahubwo biterwa no kuba umubiri w'uwo mugore utakiriye wa muti."

Uyu akomeza avuga ko nta muti utagira ingaruka, ndetse ngo ni nayo mpamvu usanga imiti yose ivura indwara zimwe, ariko ibujijwe ku bantu bamwe na bamwe.

Mukamurigo Joséphine, ni umwe mu babyeyi bakoresha uburyo bwa kizungu mu kuboneza urubyaro, yatangaje ko yagize ikibazo cy'umubyibuho ukabije, haziramo n'uburwayi bwa diyabete bitewe n'uko yakoreshaga ibinini byo kuringaniza urubyaro, ati "nabikoresheje mu gihe kirenze imyaka itanu, ariko sinigeze mbona ingaruka n'imwe icyo gihe cyose."

Mukamurigo ati "mu Werurwe 2011 nibwo nagiye kwivuza, umuganga ambwira ko ibyo bibazo nabitewe no kuba narakoresheje imiti yo kuboneza urubyaro kandi imiterere y'umubiri wanjye itabinyemerera."

Mukamurigo akaba yongeraho ko n'ubwo yafataga iyo miti mu gihe kingana gityo, atari yarigeze abanza kwipimisha ngo amenye niba iyo miti ijyanye n'imiterere y'umubiri we, cyangwa se niba nta kibazo izamutera.

ZIMWE MU NYUNGU ZO KUBONEZA URUBYARO

Nk'uko tubisanga mu gitabo essentials of gynecology, cyanditswe na Sabaratnam Arulkumaran na Pratap Kumar, ku paji ya 82 cyo mu mwaka wa 2005, ngo gupfa ku babyeyi barimo kubyara biba ku kigero cya 0.4 % mu bihugu byateye imbere, ariko ngo mu bihugu biri mu nzira z'amajyambere icyo kigereranyo kiri hejuru.

Bimwe mu byongera impfu z'ababyeyi mu gihe cyo ku byara harimo:

Kuva amaraso cyane nyuma yo kubyara. Ibi bituma umubyeyi atakaza amaraso menshi ndetse bikaba byatwara ubuzima bwe.

Kwandura udukoko dutera indwara mu gihe arimo kubyara: utu dukoko tuba dufite ubumara dutera mu mubiri ndetse no mu maraso y'umubyeyi, bityo bikaba bishobora gutuma atakaza ubuzima. Ibi biba cyane cyane iyo atabyariye kwa muganga; aho usanga ashobora kwanduzwa n'abamubyaje cyangwa ibindi bikoresho bidasukuye bihagije.

Gukuramo inda ku bushake: gukuramo inda bituma uyikuyemo ava amaraso cyane ku buryo adashobora gutsina (gukama), nyuma akaba yakurizamo gupfa.

Kubura ibise mu kubyara cyangwa guturika kwa nyababyeyi.

Mu zindi mpamvu, bakomeza bavuga indwara nka malaria, umwijima, indwara iterwa n'udukoko twa virus , indwara z'umutima, ndetse ngo no kugira amaraso make mu mubiri biba byaratewe n'imiririre mibi cyangwa indwara ya malariya.

Bimwe mu byo umubyeyi utwite yakora kugira ngo yirinde ndetse agabanye ibyago byo gupfa mu gihe cyo kubyara harimo:

-Kugana ibigo nderabuzima bitanga inyigisho ku buzima bw'umubyeyi utwite

-Kwirinda inda zitateganyijwe hakoreshejwe uburyo bumwe mu bukoreshwa mu kuboneza urubyaro. Ngo hejuru ya 39 ku ijana z'inda zasamwe ntiziba zateganyijwe.

-Kuryama mu nzitiramibu iteye umuti kugira ngo hirindwe malariya

-Kugana ibigo bishinzwe kwita ku babyeyi ndetse no kuvura izindi ndwara umubyeyi utwite yahura na zo.

Kurya neza, umubyeyi afata ifunguro ryuzuyemo intungamubiri kuko ngo bimwongerera amaraso; ubwirinzi bw'umubiri ku ndwara, ndetse n'ubuzima bw'umwana atwite bukamera neza.

IMIHANGO Y'UMUGORE

KUBARA UKWEZI K'UBURUMBUKE, IMIHANGO NO GUTWITA

Muri gahunda za Leta harimo nuko imiryango iringaniza imbyaro. Mu buryo abantu bashobora kuringaniza urubyaro hakaba harimo ibinini, inshinge n'ibindi. Uburyo bwa kamere akaba ari bwo tuvugaho ari bwo busaba kubara iminsi y'uburumbuke ukamenya kwirinda inda zitateguwe. Ibi abaganga bavuga ko byakoreshwa aha nini n'abantu bafite ukwezi kudahinduka. Dore uburyo ushora kubara iminsi yawe yo gusama.

Ku mugore cyangwa umukobwa ufite ukwezi gusanzwe kw'iminsi 28

Ukwezi gusanzwe kuba gufite iminsi 28, umunsi utangira kwiteguriraho imihango ukaba uwa 14. Iyi tariki niyo igufasha kumenya igihe ushobora gutwitiraho kuko Ovulation imara amasaha 24 bivuze ko ari bwo igi riba ryiteguye kwakira intanga ngabo. Gusa nanone nyuma y'umunsi wa ovulation, intanga ngore ishobora kugira ubuzima kugeza ku minsi 4 nyuma y'umunsi nyirizina. Ku munsi wa 14 ku kwezi gusanzwe kw' iminsi 28 niko gukomeza kuba uk'uburumbuke ku bantu baba bakeneye kubyara babipanze cyangwa bakabyirinda.
Umunsi wa mbere w'imihango ukaba ari na wo munsi wa mbere w'ukwezi kw'imihango k'umugore.

Igihe cy'uburumbuke

Igihe ushobora gutwiraho inda uramutse wakoze imibonanompuzabitsina idakingiye ni hagati y'umunsi wa kane mbere ya wa munsi wa 14 kubafite ukwezi kw'iminsi 28 bikarangira byibuze nyuma y'amasaha ashobora kugera kuri 72 nyuma ya ovulation (Umunsi wa 14).

Iminsi 4 mbere y'umunsi wa 14, n'iminsi 3 nyuma y'umunsi wa 14 ni yo minsi ushobora gutwitiramo. ubwo ni ukuvuga umunsi wa 10 kugeza kuwa 17.

Niba ukwezi kwawe ari kurekure kungana n'iminsi 35 cyangwa iri hasi y'iminsi 21 cyangwa ukwezi kwawe kwenda gusa n'uguhinduka iyi mibare ishobora kutagukundira ndetse ntibinashoboka akenshi.

Ku mugore cyangwa umukobwa ufite ukwezi kugufi

Mu gihe ufite ukwezi kugufi, nk'urugero ugira iminsi 21 ovulation ishobora kuba ku munsi wa 7 uhereye ku munsi wa mbere w'imihango. Ufata iminsi 21 ugakuramo 14 ijyanye na ovulation ukabona ya minsi 7. (21-14=7).
Niba ukwezi gufite iminsi 22 ovulation iba ishobora kuzaba ku munsi wa munani (22-14=8).

Ku mugore cyangwa mukobwa ufite ukwezi kurekure

Niba ufite ukwezi kurekure kumara iminsi ingana na 33 ovulation ishobora kuzaba ku munsi wa 19 iminsi ubara uhereye ku munsi wa mbere w'imihango (33-14=19).

Niba ukwezi kungana n'iminsi 34 umunsi wa ovulation uba ari uwa 20 (34-14=20)

IJWI RY'UMUGORE N'IMIHANGO

Itsinda ry'abashakashatsi mpuzamahanga ryagaragaje ko ijwi ry'umugore rigenda rigira impinduka zidasanzwe iyo yegereje igihe cy'imihango (règles menstuelles).

Abahakashatsi bo muri Kaminuza ya Tel Aviv muri Israel, Kaminuza ya Göttingen mu Budage ndetse n'iy'I Londres mu Bwongereza, bapimye ikigero cy'imisemburo y'intanga ngore ku bagore 70. Muri icyo gihe nyirizina, bakaba barasesenguye ibijyanye n'amajwi y'abo bagore, nk'uko tubikesha urubuga rwa internet: doctissimo.fr.

Nyuma y'iryo sesengura rero ni bwo bemeje ko ijwi ry'umugore rihinduka mu gihe cyegereje imihango yabo. Bavuze ko mu gihe umugore yegereje imihango, ijwi rye rigira ubukana, aariko na none ntibitinde kuko ngo uko imihango igenda irangira, ari na ko ijwi rigenda risubira uko ryari risanzwe.

Ikindi iyi nyigo yagaragaje ngo ni uko abagabo na bo bashobora kugira ubuhanga bwo kuvumbura ko izo mvugo zahindutse. Nk'uko abo bashakashatsi babitangaza, ngo uko ayo majwi yaba ameze kose, igiotsina gabo kirabifindura kandi ntacyo bigitwara. Gusa ngo igihari ni uko abagabo benshi baba bashobora kubimenya kandi ngo abakoreweho ubushakashatsi bagaragaje ko bakunda bene ayo majwi y'abagore begereje bene icyo gihe cy'imihango.

NI RYARI IMIHANGO YAGUTERA GUHANGAYIKA

Mu miterere y'umugore aremye mu buryo agira imisemburo igenga ubuzima bwe bw'imyororokere. Iyi misemburo uko igenda irekurwa niko igira ingaruka ku mikorere y'imyanya y'ubuzima bw'imyororokere bwe aho agira igihe aba ari mu burumbuke ni ukuvuga igihe intanga ye yarekuwe, akagira igihe abona amaraso aturutse kukuba ya ntanga yarekuwe iba itahuye n'intanga ngabo ngo bikore urusoro maze ikaguma muri njyababyeyi aho ipfira ikazasohoka hanze ku munsi w'imihango (uterine lining). Uku gusohoka kw'amaraso mu gitsina cy'umugore bitewe n'uko intanga ye iba yapfuye, biba buri kwezi ku mugore utaracura ni ukuvuga utarageza imyaka 51. Nubwo kujya mu mihango bidakunze korohera bamwe mu bagore kubera ububabare bagira bitewe n'ihindagurika mu mubiri, ngo ni kimwe mu bimenyetso byerekana ko umugore ari muzima. Bityo rero iyo imihango ibuze cyangwa ikaza mu buryo budasanzwe bitera ikibazo ku mugore nk'uko bitangazwa na Stephanie Watson ku rubuga www.webmd.com.

Nk'uko buri mubiri w'umugore uteye ukwawo ni nako ibimenyetso by'imihango ya buri mugore bigira umwihariko. Bityo usanga bamwe bagira imihango y'igihe kirekire, abandi igihe kigufi ndetse ukanasanga n'imyitwarire yabo muri iki gihe igiye itandukanye bitewe n'umwihariko wa buri umwe. Gusa bitera ikibazo iyo uva cyane bikabije mu gihe cy'imihango, igihe ikubabaza cyane, igihe ifite ibara ridasanzwe ndetse bikanarushaho guhangayikisha igihe utayibonye igihe kirekire cyane kandi utarigeze usama. Mu gihe rero uhuye n'ikibazo nk'iki ni ngombwa kureba muganga ngo akagusuzuma hakamenyekana imvano yabyo.

Zimwe mu mpamvu zitera imihindagurikire y'imihango

Nk'uko bitangazwa na muganga Franklin Loffer akaba na perezida wa American Association of Gynecologic Laparoscopists, ngo igihe cy'imihango ubusanzwe kimara hagati y'iminsi itatu n'itanu bitewe n'umuntu kuko hari n'abageza ku minsi irindwi. Akomeza kandi avuga ko abagore badakwiye guhangayikishishwa n'igihe imihango yabo imara ahubwo ko bakwita ku kureba ibidasanzwe mu mihango yabo. Bimwe mu byo umugore akwiye kwitaho mu gihe cy'imihango:

Kugabanuka kw'imihango cyangwa guhagarara kwayo

Bitewe n'imyaka, bishobora gutera ikibazo gikomeye iyo umugore cyangwa umukobwa atabona imihango ye. Kubura imihango (amenorrhea) bihindagurika bitewe n'imyaka umugore cyangwa umukobwa afite. Ku mugore cyangwa umukobwa ufite hagati y'imyaka 20 cyangwa 30 akenshi bikunze guterwa n'uko atwite, ariko ku mugore ufite hejuru y'imyaka 40, kugabanuka kw'imihango kiba ari ikimenyetso cy'uko yegereza igihe cye cyo gucura. Nk'uko Muganga Loffer akomeza abitangaza ku rubuga www.webmd.com , ngo uko umugore agenda yegereza imyaka ye y'ubukuru, igabanuka ry'intanga ze rituma imisemburo ya estrogen igenga imikorere y'imyanya myibarukiro n'ubuzima bw'imyororokere zigabanuka bityo n'imihango nayo ikagenda igabanuka. Igihe rero imihango yawe ihagaze mu gihe cy'amezi 12, menya ko wageze mu gihe cyawe cyo gucura. Aha rero ngo imyaka yo gucura ni uguhera byibuze ku myaka 51.

Ku bakiri bato , ngo gukora imyitozo ngororamubiri myinshi kandi buri gihe ngo biri mu bituma abagore cyangwa abakobwa babura imihango. Ngo abagore bari hagati ya 5% na 25% bakora imyitozo ngororamubiri myinshi cyane bibagiraho ingaruka yo kubura imihango. Iri bura ry'imihango rishingiye ku myitozo ngororamubiri ikabije ngo rikunze kugaragara mu bakobwa cyangwa abagore babyina mu matorero (ballet dancers) n'abakora siporo yo kwirukanka. Ngo iyi myitozo ikarishye kandi ya buri gihe ngo igira ingaruka kw'ivuburwa n'irekurwa ry'imisemburo igenga ukwezi k'umugore.

Na none kandi kuri ba babandi biyicisha inzara ngo barajya kuri taille bishyira mu bibazo byo gutuma ukwezi kwabo guhindagurika ndetse no kubura imihango. Kimwe n'abagore cyangwa bamwe mu bakobwa bafite uburwayi bwo kubura ipfa (anorexia nervosa) nabo bashobora kubura imihango kubera ko umubiri wabo uba udafite ibivumbikisho nkenerwa mu kuvubura imisemburo nkenerwa ituma igi ry'intanga rirekurwa.

Izindi mpamvu zishobora gutuma umukobwa cyangwa umugore abura imihango kandi adatwite harimo kuba afite ibibazo by'imvubura zigenga imikorere n'imikurire y'umubiri cyane cyane imikorere y'umutima, gutembera kw'amaraso, ubushyuhe bw'umubiri ndetse n'igipimo cy'ingufu ziva mu byo umuntu aba yariye zitwa thyroid glands. Izi mvubura ziba mu gice cy'ijosi zifite akamaro kanini mu mikorere y'uturemangingo two mu maraso y'umuntu. Iyo zibaye nyinshi cyangwa zikaba nke cyane mu mubiri w'umukobwa bimugiraho ingaruka bityo bikamuviramo kuba yabura imihango mu gihe runaka.

Izindi mpamvu zatera kutabona imihango zirimo kuba igice cy'ubwonko (hypothalamus) kigira uruhare mu gukora imisemburo igenga ubuzima bw'imyororokere y'umugore gifite ibibazo. Konsa nabyo biri mu bituma umugore abura imihango. Na none kandi umubyibuho ukabije, umunaniro ukabije, kugira umunabi, imisemburo ngengamyororokere y'umugore cyangwa umukobwa idahagije ndetse n'indwara zibasira nyababyeyi biri mu bituma imihango y'umugore ihagarara.

Kuva cyane bidasanzwe mu gihe cy'imihango

Bivugwa ko umugore yavuye cyane mu gihe cy'imihango ye (menorrhagia) avuye amaraso arengeje ibiyiko 5. Uku kuva cyane gutuma umukobwa cyangwa umugore atakaza ubutare (iron) mu mubiri we bugira uruhare mu ikorwa ry'uturemangingo two mu maraso dutuma amaraso akwirakwiza umwuka wa oxygen mu mubiri. Iyo rero umugore adafite hemoglobins zihagije, uturemangingo tundi twitwa red cells tuba mu maraso tugira uruhare mu gukwirakwiza uyu mwuka turagabanuka maze umugore akarwara indwara yo kubura amaraso bita anemia yigaragaza cyane umugore ahumeka bimugoye, akagira uruhu rukanyaraye ndetse akanagira umunaniro ukabije. Ni byiza ko igihe cyose ubonye uva amaraso menshi mu gihe cy'imihango yawe ureba muganga akareba niba ufite uturemangingo tw'umutuku (red cells) mu maraso duhagije.

Ibindi bishobora gutuma umugore ava cyane mu gihe cy'imihango ye harimo ibibyimba bitari ibya kanseri biza muri nyababyeyi (uterine fibroids), kuramburura cyangwa gukuramo inda(miscarriage), no kuba inda ye inda yasamiwe hanze ya nyababyeyi(ectopic pregnancy). Guhindagura ibinini byo kuboneza urubyaro ndetse na kanseri ya nyababyeyi nabyo biri mu bituma umukobwa cyangwa umugore abona amaraso menshi mu gihe cy'imihango.

Kubabara mu nda cyangwa mu zindi ngingo mu gihe cy'imihango

Akenshi iyo umugore cyangwa umukobwa uri mu mihango agira impinduka mu mubiri we zirimo n'ububabare munda. Bamwe mu bagore bashobora kugira imihango ituma bagira ububabare (dymenorrhea) ku buryo bishobora no gutuma barembera mu buriri. Ubu bubabare akenshi bujyana no gucibwamo (diarrhea), kugira iseseme, kuruka, kuribwa umutwe cyangwa kugira ububabare bw'igice cy'umugongo ahagana ku rukenyerero (low back pain). Inshuro nyinshi ububababare nk'ubu buterwa n'imihango ubwayo, kuba akugara kagena imihango muri nyababyeyi katari mu mwanya wako (endometriosis) ndetse n'ibibyimba byo muri nyababyeyi. Ni byiza ko ufite ikibazo nk'iki yagana muganga akamusuzuma ndetse akaba yanamuha imiti imugabaniriza ububabare mu gihe ari mu mihango.

Kuva amaraso arimo utuntu tumeze nk'utubuye (clots) cyangwa amaraso aza yahinduye ibara

Bamwe mu bagore bakunze kubona utuntu tumeze nk'utubuye mu mihango yabo dufite ibara ritukura cyangwa umukara. Akenshi bikunze kugaragara iyo umugore cyangwa umukobwa ageze mu gihe imihango ye iza ari myinshi. Iyo tubaye twinshi bituma umukobwa cyangwa umugore ava amaraso afashe bityo bikamutera ububabare ndetse bikaba byanatuma umubiri utabasha kongera gukora ibituma amaraso ye atavura (anticoagulants).

Wakwibaza uti ese ni iki gituma imihango y'umukobwa cyangwa umugore ishobora kuza yahinduye ibara cyangwa akaza afashe cyane kandi irenduka?

Umugore wigeze kugira ibyago byo gukuramo inda ashobora kugira imihango irimo utuntu tumeze nk'utubuye cyanga akaba yanagira utubyimba dusa n'umweru mu gitsina cye. Ni byiza ko niba wongeye gutwita ugomba kureba muganga igihe cyose ubonye uva bidasanzwe cyangwa amaraso yawe arushaho gufatana.

Igabanuka ry'imisemburo y'umugore naryo riri mu bituma agira ikibazo mu gihe cy'imihango. Iri gabanuka rikaba rifite imizi mu gucura k'umugore, kwiyongera gukabije cyangwa kugabanuka kw'ibiro ndetse n'ingaruka z'imiti imwe n'imwe. Kwaguka kwa nyababyeyi bitewe no kuba umugore yaratwite nyuma yo kubyara igatinda gusubira mu mwanya wayo bishobora gutuma amaraso y'imihango yibumbira muri nyababyeyi igihe kirekire maze mu gihe imihango ije, umukobwa cyangwa umugore akava amaraso asa n'umukara.

Na none ikintu cyose gishobora kubangamira imihango kuva muri nyababyeyi igana mu gitsina cy'umugore aho isohokera bishobora gutera impinduka ku ibara ry'imihango, ndetse n'amaraso asohoka akaba yaza afashe. Ibi kandi bishobora gutuma imihango y'umukobwa cyangwa umugore iza isa n'aho irimo utuntu tumeze nk'utubuye (blood clots). Na none iyo akugara kagena isohoka ry'imihango katari muri nyababyeyi neza bishobora nabyo gutera impinduka mu misohokere y' imihango.

Ushobora kuba uvuga uti kujya mu mihango ni ibisanzwe n'igihe ugize ikibazo ukabigira ibisanzwe bityo bikaba byakuviramo ingaruka zikomeye ku buzima bwawe bw'imyororokere. Ni byiza rero ko igihe uri mu mihango ukumva ufite umunaniro ukabije, urwaye umutwe ukubabaza cyane, uruhu rwawe rwakanyaraye ndetse unava cyane ko wakwihutira kugana muganga utari wagira ikibazo cyo kubura amaraso.

UKWEZI K'UMUGORE N'IMIHINDUKIRE MU MUBIRI WE

Ukwezi k'umugore gutangirira ku munsi wa mbere yaboneyeho imihango kukarangirana n'umunsi ubanziriza imihango ikurikira. Bitewe n'imiterere y'umubiri, umugore ashobora kugira iminsi idahinduka y'ukwezi kwe cyangwa ugasanga guhora guhindagurika. Uko kwezi kukaba gushobora kumara kuva ku minsi 21 kugeza ku minsi 35, impuzandengo y'iminsi y'ukwezi k'umugore ni iminsi 28.

Ni iyihe mihindagurikire iba ku mubiri mu gihe cy'ukwezi k'umugore?

Mu gihe cy'ukwezi k'umugore, imisemburo yitwa folluculo stimulating hormon ikorwa n'agace k'ubwonko kitwa hypophyse irarekurwa, iyi misemburo ni yo ituma uturerantanga dutangira gutegura intanga. Iyo intanga imaze gukura, ka gace k'ubwonko gakora undi musemburo witwa luteinising hormon, uno musemburo ukaba ari wo utuma ya ntanga yakuze irekurwa, ibi ni byo bita ovulation. Ovulation ikaba iba ku munsi wa 14 w'ukwezi kw'iminsi 28. Iyo intanga imaze kurekurwa, indi misemburo ikorwa n'uturerantanga iriyongera.

Iyo misemburo ni oestrogene na progesterone. Akamaro k'umusemburo wa oestrogene ni ugutegura nyababyeyi kugira ngo izabashe kwakira umwana niba isama ribaye. Muri icyo gihe nyababyeyi yiyongera umubyimba, imiyoboro y'amaraso ikiyongera, bityo amaraso akaba menshi muri nyababyeyi ndetse n'imiyoborantanga ikanyerera cyane kugira ngo urugendo rw'igi ryerekeza muri nyababyeyi ruzorohe. Ibi bikaba biba mu cyumweru cya mbere gikurikira icyo intangangore yarekuriweho. Iyo isama ritabaye, intaga ngore irapfa na ya misemburo igatangira kugabanuka, noneho bya bindi byose byari biri muri nyababyeyi bigasenyagurika bigatangira kuvira mu gitsina cy'umugore; ibi bikaba ari byo bita imihango.

Igihe cy'imihango ni iki ?

Abenshi bibwira ko imihango ari intanga ngore iba yasandaye igasohoka, ibi si byo kuko ni nto cyane kandi nta n'amaraso igira, ni akaremangingo gato iyo gapfuye ibisigazwa byako bijya mu maraso bikazasohorerwa nko mu byuya cyangwa mu nkari.

Nk'uko twabibonye haruguru aha, imihango ni ukuva kw'amaraso mu gitsina cy'umugore bitewe n'uko nyababyeyi yari yateguriwe kwakira urusoro itarwakiriye (nta sama ryabaye), noneho ibintu byose byari biri muri nyababyeyi bikomoka bigasohokera hanze biciye mu gitsina. Ibi bikaba bishobora kumara iminsi 2 kugeza ku minsi 6.

Dore bimwe mu bibazo biba mu gihe cy'ukwezi k'umugore

1. Kubura imihango: Ibi bivugwa ku :

•Bana b'abakobwa barengeje imyaka 15 batarabona imihango.

•Bagore cyangwa abakobwa bari basanzwe bajya mu mihango uko bisanzwe nyuma bakamara iminsi 90 nta mihango babonye.

Kubura imihango bishobora guterwa no gutwita, konsa, kunanuka cyane bitewe n'indwara, ibibazo ku mirire, umunaniro ukabije kandi uhoraho, sport nyinshi cyane ndetse n'ibibazo ku bigendanye n'ikorwa ry'imisemburo ituma imyanya myibarukiro ikora neza.

2. Imihango ibabaza: Kugira imihango ibabaza bishobora guterwa n'indwara zo mu myanya myibarukiro nka uterine fibroid cyangwa endometriosis, ngo ku bangavu imihango ibabaza iterwa cyane cyane na prostagladine, gukoresha cortex zishyushye cyangwa amazi ashyushe ngo byaba bigabanya ubu bubabare, hari n'imiti igabanya ububabare mu gihe cy'imihango.

3. Kuva bidasanzwe: Ni ukuva amaraso mu gitsina bitandukanye n'ibisanzwe mu gihe cy'imihango, bikaba bigaragazwa no kuva cyane cyangwa gutinda mu mihango, kuva hagati mu kwezi cyangwa kugira imihango inshuro nyinshi (ukwezi kugufi cyane). Ibi bikunze kugaragara

ku bantu begereje gucura (menopause) cyangwa abana bagitangira kujya mu mihango kuko imisemburo yabo iba idakora uko bikwiye. Kuva cyane bishobora kandi guterwa n'izindi ndwara zikomeye nka za kanseri.

Ubusanzwe, umwana w'umukobwa atangira kujya mu mihango afite hagati y'imyaka 9 na 15, ngo imihango iboneka nyuma y'imyaka ibiri, amabere atangiye gukura, iyo umwana w'umukobwa abuze imihango nyuma y'imyaka 3 amabere atangiye gukura agomba kwihutira kujya kureba muganga. Umuntu areka kubona imihango afite kuva ku myaka 45 kugeza ku myaka 50.

IBYO KUBYARA KU MYAKA 30 NA NYUMA YAHO

Umugore watinze kubyara atari uko atabyara cyangwa se ari ingumba ashobora kugira uburwayi bukomeye bw'imyanya myibarukiro ye.

Uyu mubyeyi watinze kubyara ashobora kugira ibibyimba mu dusabo twe dukora intanga bishobora kurenza ibiro bine mu buremere. Ibi bibyimba biterwa n'uko udusabo twe dukora intanga tuba tutarigeze turuhuka gukora intanga ngore (umugore utwite udusabo twe ntidukora intanga) tubifashijwemo n'imisemburo yitwa oestrogens, bityo iyi misemburo ikaba intandaro y'ibyo bibyimba.

Uyu mubyeyi kandi ashobora kugira ibibyimba mu nda ibyara na byo bitewe n'uko inda ibyara ye itigeze iruhuka imihango ya buri kwezi iterwa no gusenyuka kw'imikaya y'amaraso n'ibindi byari kuzafasha umwana aramutse amutwite; mbese twabigereranya no guharuka kwa nyababyeyi (endometrium), bityo mu kurambirwa kwayo hakaza ibibyimba.

Ya misemburo oestrogens ikora cyane ku mabere mu gihe cy'imihango bityo ikaba yashobora kuba intandaro ya kanseri y'ibere.
Uyu mubyeyi ashobora ndetse no kubyara umwana ufite ubumuga (congenital malformations) bitewe n'intanga ze ziba zitameze neza (ibi bishobora kuba no ku mugabo urengeje imyaka 35).

Tubikesha: generalpathology.com

Kumenya igihe cy'irekurwa ry'intangangore byafasha kumenya igihe cy'uburumbuke ndetse no kuboneza urubyaro

Kumenya ibimenyetso umubiri w'umugore ugira iyo intangangore irekuwe n'agasabo kayo (ovaire) ibyo bita ovulation, bifasha cyane umugore mu kuba yamenya igihe cy'uburumbuke bwe ndetse akaba yabyifashisha mu kuboneza urubyaro.

Nk'uko tubisanga mu gitabo Saladin Anatomy and Physiology cyanditswe na Kenneth Saladin kuri paji yacyo ya 1066, mu icapisho rya 3, ngo umugabo n'umugore baba bifuza kubona urubyaro cyangwa kwirinda gusama, ni iby'agaciro cyane kumenya igihe intangangore irekurirwa ndetse n'ibimenyetso bigaragaza irekurwa ry'iyo ntangangore, ngo nubwo ibi bimenyetso aba ari bito cyane ariko ngo biragaragara.

Icya mbere muri byo harimo kwiyongera k'uburerebure bw'ururenda rwo mu gitsina cy'umugore, rukaba ruto mu bunini. Aha, umugore akora mu gitsina cye agapima ururenda akoresheje intoki ebyiri. Icya kabiri harimo kuzamuka k'ubushyuhe bw'umubiri igihe utarimo gukora ikintu na kimwe ni ukuvuga waruhutse. Aha ngaha, ubushyuhe bwiyongera kuva kuri degre 0.2 kugeza 0.3 ku kigero cy'ubushyuhe bw'umubiri busanzwe.

Ngo ni byiza gufata uru rugero rw'ubushyuhe hakoreshejwe terimometero kandi bigakorwa mu gitondo utarava ku buriri. Nk'uko bakomeza bavuga, ngo iri hindagurika ry'ubushyuhe uribona iyo wagiye ufata ubushyuhe butandukanye mbere y'uko intanga ngore irekurwa mu gihe cy'ukwezi kwawe. Ushobora no kwikorera ibizamini mu rugo bireba imihandagurikire y'umusemburo wa LH (Luteinizing Hormone), ngo uyu musemburo uzamuka habura umunsi umwe ngo intangangore irekurwe (ovulation). Ngo ndetse hari ububabare umugore agira mu gihe intangangore irekuwe n'agasabo kayo, ibyo bita mittelschmerz sign. Cyakora kugira ngo usame, bisaba umunsi wose cyangwa amasaha 24 umaze kubona ibi bimenyetso byose.

IBINYAMASUKARI BYABA BYONGERA UBURIBWE MU GIHE CY'IMIHANGO

Mu nyandiko igaragara mu gitabo "Family Practice book", avuga ko kuribwa cyane mu gihe cy'imihango ya buri kwezi ku bakobwa n'abagore, bishobora guterwa n'ibintu byinshi bitandukanye, harimo no kuba umuntu akunze kunywa ibinyamasukari akabije mbere gato y'igihe cy'imihango.

Aya masukari ashobora kunyobwa mu buryo butandukanye, yaba mu binyobwa bishyushye cyangwa ibikonje.
Aya makuru avuga ko hagati ya 50% na 75% by'abakobwa bakunze guhura n'ikibazo cyo kuribwa mu nda cyane mu gihe bari mu mihango, ingano y'uburibwe n'iminsi bishobora kumara bigenda bihindagurika bitewe na buri muntu.

Aya makuru avuga ko byaba byiza mbere gato yo kugera mu minsi y'imihango, umugore cyangwa umukobwa agiye yirinda kunywa ibintu bikonje mu gitondo, kuko nabyo bishobora kuba mu byongera uburibwe mu gihe cy'imihango, ndetse ngo si na byiza kunywa ibisindisha (alcool) muri ibyo bihe.

Gukora imyitozo ngororamubiri mbere gato yo kugera mu gihe cy'imihango, byo biri mu bishobora korohereza ukunze kugira ikibazo cyo kuribwa.

Mu Rwanda kimwe n'ahandi ku isi, kuribwa mu nda ku bagore n'abakobwa mu gihe cy'imihango bibaho, ariko usanga uburyo babyitwaramo butandukanye.

Icyo gihe hari abitabaza imiti igabanya uburibwe yoroheje, ariko ngo hakaba ubwo itagira icyo ibamarira, rimwe na rimwe bikaba ngombwa kujya kwa muganga bakabashyira ku nshinge.

IBININI BIRINGANIZA IMBYARO BIGIRA INGARUKA

Abagore bafata imiti ibafasha kuringaniza imbyaro bahura n'ingaruka zo kutagira ibyo bibuka nk'uko ubushakashatsi bukomeje kubigaragaza.

Daily Mail dukesha iyi nkuru ivuga ko inzobere zigaragaza ko abagore bakoresha uburyo bwa gakondo mu kuringaniza imbyaro bibuka cyane byinshi ku buzima bwabo ugereranije n'abakoresha ubu buryo bugezweho.

Usibye kuba iyi miti ikoreshwa igira ibyo ihindura ku mikorere y'imisemburo (hormone) mu mubiri, ngo inahindura uburyo umuntu yibukamo ibyamubayeho muri rusange nk'uko inyigo zibigaragaza. Abakoresha iriya miti ngo usanga bakunze kutibuka cyane.

Ngo iyi miti iyo igeze mu mubiri yihatira kugabanya imisemburo ya oestrogen na progesterone kugira ngo hirindwe gusama. Ibi bikaba binagira ingaruka ku bwonko bw'umugore, aho isa n'ishegeshe ubushobozi bw'ubwonko bw'umugore mu kugira ibyo yibuka nk'uko bitangazwa na Larry Cahill, umwe mu bagize uruhare rukomeye kugira ngo iyi nyigo ijye ahagaragara. Ubu buryo bukaba bukoreshwa n'abagore basaga miliyoni 3,5 mu Bwongereza, hakaba hari impungenge z'uko bizatuma haba imigendekere mibi y'akazi muri iki gihugu.

Mu gihe iyi miti nta kibazo yaba itera mu bwonko, bivuze ko hari ubundi buryo ibintu byaba byibukwamo budasanzwe. Inzobere zo muri Kaminuza ya California-Irvine zize ku buryo umugore ufata iriya miti ashobora kwibuka impanuka y'imodoka ugereranije n'utayifata. Aha byagaragayeko abadakoresha iriya miti ari bo bibuka byinshi ugereranije na bagenzi babo.

Umushakashatsi Shawn Nielsen avuga ko imihindagurikire ibaho bitewe n'ibyo umuntu yibuka ku giti cye. Akomeza avuga ko harimo gukorwa inyigo nyinshi cyane ziga ku ngaruka z'iyi miti ku mitekerereze y'umuntu. Kugeza ubu abagore basaga miliyoni 100 bakaba bafata iyi miti yifashishwa mu kuringaniza imbyaro, hirya no hino ku isi. Ngo ibi bikaba bishobora gufasha mu kugaragaza impamvu usanga abagabo bibuka cyane kurusha abagore.

KONSA KENSHI BIRINDA ABAGORE BAKIBYARA GUSAMA IMBURAGIHE

Konsa kenshi ku babyeyi bafite abana bato kandi bakibyara ngo ni bumwe mu buryo bwakoreshwa mu kuringaniza urubyaro nubwo bitavugwaho rumwe.

Ubushakashatsi bugaragaza ko konsa keshi bikurinda hagati ya 89 na 99.5 ku ijana ku gutwita utabiteganije, uretse ko ari ngombwa ko ibi bikurikira byubahirizwa: Kuba umwana afite munsi y'amezi atandatu y'ubukuru, Kuba utarasubira mu mihango, konsa ku manywa na nijoro.

Nk'uko tubikesha urubuga rwa interineti www.plannedparenthood.org, ubushakashatsi bukomeza butangaza ko inshuro umubyeyi yonsa mu gihe cy'amasaha 24 ari uburyo bukomeye mu kugabanya igihe cy'uburumbuke, bityo ngo kikaba gishobora kwiyongera igihe cyose umwana agabanije konka.

Ababyeyi batabana n'abana babo ngo baba bafite amahirwe menshi yo kwinjira mu bihe by'uburumbuke vuba na vuba, dore ko ngo iyo umwana yonka nijoro bigabanya cyane imisembiro ituma habaho ibihe by'uburumbuke.

Ku mugore wonsa kenshi mu mezi atatu ya mbere nyuma yo kubyara, ngo ntabwo aba ashobora guhita yongera gusama, gutwita bikaba bishoboka munsi ya 2% mu gihe umwana afite hagati y''amezi atatu n'atandatu.

Ibimenyetso bigaragara ku mugore utwite kandi akaba yonsa harimo ngo guhorana umunaniro ukabije, kandi ngo bimusaba gufata indyo yuzuye mu kumufasha kwita ku bana bombi (uwo yonsa n'uwo atwite) ndetse na we ubwe atiretse.

Na none ngo iyo bigeze mu gihembwe cya kabiri cyo gutwita, ngo amashereka ashobora kugabanuka, bityo akaba asabwa gushaka imfashabere.

IMPAMVU YO KUVUKA KW'IMPANGA ZISA

Umushakashatsi w'Umufaransa, Professor Jean Claude Pons, avuga ko gutwita abana b'impanga nyazo basa (vrai jumeaux) bikomoka ku nzira igi ricamo kugira ngo rigire urusoro nyuma havemo umwana. Iyo ryigabanyije nabi rishobora kuvamo abana babiri ari bo mpanga nyazo ziba zisa kandi zinahuje byinshi.

Nk'uko aya makuru akomeza abitangaza, ngo nyuma yo gukora imibonano mpuzabitsina n'umugore mu gihe cy'uburumbuke, habaho guhura ku intangangore n'intangangabo.

Icyo gihe hakurikiraho kuba igi rishaka aho rijya kwinjira muri nyababyeyi (nidation), icyo gihe kandi igi ubwaryo riba ryatangiye imirimo yo kwigabanya, cyane ko rihera ku karemangingo kamwe, rigakoresha uburyo bwo kujya ryigabanyamo kabiri, buri gace kabonetse nako kakigabanya kabiri. Ubu buryo buzwi ku izina rya division mitotique mu rurimi rw'igifaransa.

Iryo gi riba ribumbatiye ubutumwa bukomoka ku mubyeyi w'umugabo n'umubyeyi w'umugore mu gihe kimwe. Muri icyo gihe cyo kwigabanya bijya bibaho ko rya gi ryari rimwe ryigabanya bisanzwe rigahita ricikamo ibice bibiri.

Icyo gihe buri gice gikura ukwacyo, ariko byombi bikaba bimeze kimwe, bikagira uturemangingo duteye kimwe ndetse na buri cyose usanga kuri umwe ukaba unagisanga ku wundi.

Kugeza ubu abashakashatsi ntibari bagaragaza neza impamvu ishobora gutuma umuntu abyara impanga. Akenshi biba ku muntu bimutunguye.

Gusa bamwe mu bashakashatsi bajya bavuga ko batangiye kubyara bakiri bato bashobora guhura n'aya mahirwe yo kubyara impanga.

Gusa ngo n'abandi bagore batinze kubyara nabo byagiye bigaragara ko bashobora gutungurwa no kubyara impanga.

IBYO GUTWITA HEJURU Y'IMYAKA 35

Uko umuntu ahugira mu masomo cyangwa mu gushakisha imibereho ategura ahazaza he, niko usanga cyane ku bantu b'igitsina gore igihe cyo kubyara kigenda kigizwayo. Nyamara ariko ngo uko umuntu agenda akura mu myaka, ni nako ubushobozi bwe bwo kurumbuka (kubyara) bugenda bugabanuka. Nkuko bitangazwa n'urubuga « Femme actuelle », ngo gutwita ucyererewe bigira ingaruka ku mubyeyi bitaretse n'umwana uri mu nda.Ingaruka zo gutwita ucyerewe zikunze kwiyongera kuva mu myaka ya za 35 ariko cyane cyane guhera ku myaka 40. Izo ngaruka kandi zigera ku mwana ndetse no ku mubyeyi umutwite ziteye ku buryo bukurikira:

Ingaruka zishobora kuba ku mwana

Ingaruka zibaho ku mwana zirimo kwirema nabi k'urusoro kwiyongera, ndetse hakabaho ubucyererwe bw'imikurire y'umwana muri nyababyeyi ; ibi bikaba byatuma umwana yavuka atagejeje igihe, akavukana ibiro bituzuye cyangwa birenze ibisanzwe umwana akwiye kuvukana, ndetse hari n'ubwo ashobora gupfa avuka.

Ingaruka zishobora kuba ku mubyeyi

Habaho kwiyongera kw'ingaruka zo kurwara igisukari (diabète), umuvuduko w'amaraso ukabije, kuva kandi atari mu mihango, kubagwa mu gihe cyo kubyara, ndetse no kubyara umwana upfuye.

Ngo ni byiza kumenya ko izi ngaruka zibaho, nubwo hari igihe usanga abantu bifuza gutwita bakuze ari bo benshi ndetse ugasanga binabagendekera neza. Ariko burya ngo ingaruka ya mbere ni ukutabyara...kuko ngo niba 95% by'abagore bafite imyaka 30 bifuza kubyara, bakabona n'ubushobozi bwo gusama, 35% gusa by'abagore bafite imyaka 40 ni bo babasha kubigeraho. Naho ku bafite hejuru y'imyaka 35, iyo umugore yifuje gusama, hagashira amezi 6 akigerageza byaranze, ngo ni byiza ko yareba umuganga akamusuzuma.

Ikibabaje rero kuri ubu ngo ni uko usanga abantu batacyita ku ngaruka zo gutwita umuntu akuze. Ubushakashatsi bwakozwe na « Femme actuelle » mu gihugu cy'u Bufaransa bwari bwababajije ikibazo kigora kiti : « Nshobora kubyara igihe mbishaka cyangwa igihe mbishoboye?"

- 58% by'abantu babajijwe basubije ko bashobora kubyara mu gihe babishaka, naho
- 38% bavuze ko bashobora kubyara mu gihe babishoboye.

Ubwo bushakashatsi bwemeza ko ngo muri iki gihugu bifuza kubyara iyo babishatse cyane cyane iyo bageze mu myaka 50 ku gipimo kingana na 67%.

Ku byerekeye n'impamvu zitera kutifuza umwana vuba/gukererwa kubyara,
- 61% basobanura ko biterwa n'akazi kabo,
- 22% ngo baziterwa n'ubuzima bwabo, mu gihe
- 19% babiterwa n'imibereho y'umuryango.

Ku bantu bakoreweho ubushakashatsi babashije no gusubiza ikibazo babajijwe ku bijyanye n'impamvu zitera kugabanuka k'uburumbuke bw'umugabo cyangwa umugore. Abangana na 39% basubije ko biterwa n'uburyo umuntu abayeho aho usanga imyitwarire yihariye y'umuntu ishobora kwangizwa no kunywa itabi, inzoga, gufata ibiyobyabwenge, kutita ku buzima ndetse no kutabona indyo ikwiye kandi yuzuye.

Ikindi ni uko ngo ku bagera kuri 31% bishobora guterwa na none n'imyaka ndetse n'ibibazo by'ubuzima

IMIBONANO MPUZABITSINA MU GIHE CY'UBURUMBUKE NTISOBANURA GUTWITA

Abantu bamwe batekereza ko iyo umugore cyangwa umukobwa akoze imibonano mpuzabitsina ari mu gihe cyúburumbuke (ovulation) ahita asama inda, bityo ugasanga iyo bitagenze gutyo bitera ikibazo bikaba byatuma umuntu atekereza ko atari na muzima ariko siko bimeze kuko gutwita binyura mu nzira ndende nkuko bisobanurwa na Dr José Nyamusore.

Ubusanzwe umugore cyangwa umukobwa ufite ukwezi kudahindagurika kw'iminsi 28 agira igihe cy'uburumbuke (ovulation) ku munsi wa 14 uhereye ku munsi yaboneyeho imihango, ariko ubundi igihe cyuburumnuke ukibara usubira inyuma iminsi 4 uhereye kumunsi wa 14 ukanongera iminsi 3 uhereye ku munsi wa 14, bityo bikaba iminsi 7 yo kwitondera.

Ubusanzwe intanga ngore imara hagati y'amasaha 12 – 48, naho intanga ngabo yo ikamara hagati y'iminsi 2-3 ikiri nzima.

Nk'uko Dr José Nyamusore, umuganga mu kigo RBC/IHDPC abisobanura ngo icyo gihe cy'icyumweru nubwo ari igihe cy'uburumbuke ushobora gukora imibonano mpuzabitsina ntutware inda kandi uri muzima. Uku kudatwita mu gihe cyabyo ngo bikaba biterwa na zimwe mu mpamvu zikurikira nubwo hari n'izindi nyinshi:

1. Imiterere cyane cyane y'intanga ngabo,
2. Ingano y'itanga ngabo,
3. Imiterere y'imyanya myibarukiro y'umugore,
4. Igihe imibonano yebereya ukurikije igihe intanga ngore imara ikiri nzima.

Icyo ugomba kumenya

No mugihe cy'umburumbuke, umugabo n'umugore badafite ikibazo gusama inda biba ku kigereranyo cya 85%, naho izibasha kuvuka zitavuyemo zo zikaba ku kigereranyo cya 50%. Ibi bivuga ko rero gutwita ukabyara umwana ari inzira ndende kuko ushobora no kudahita utwita ako kanya nk'uko ubyifuza kandi uri muzima.

Ni ryari umugore numugabo ababana bashobora gukeka ko hari icyibazo kigomberwa kujya kwisuzumisha kwa muganga winzobere?
Mu gihe umugore n'umugabo bamaze umwaka wose babana kandi bakora imibonano mpuzabitsina nibura gatatu (3) mu cyumweru ntibatwite bakaba nta kibazo kindi bafite buri imuntu ku ruhande rwe ; icyo gihe bagomba kugana umuganga w'inzobere.

UMUGORE WACUZE (MENOPAUSE) AKUNDA KUTAGIRA IBITOTSI

Umugore ugeze mu gihe cyo kutabyara ngo akunze guhura n'ibibazo bitandukanye harimo no kubura ibitotsi cyangwa se kubura umutekano muri we. Gusa burya umuntu ikimubaho cyose iyo acyitwayemo neza usanga bigize umumaro ku buryo aba atacyumva ingaruka z'ibyamubayeho. TopSante yanditse ko abantu barenga za miliyoni ku isi bakunda guhura n'ikibazo cyo kubura ibitotsi, ariko ni byiza kumenya impamvu zaba zifasha kugira icyo kibazo.

Akenshi usanga umubyeyi ugeze muri kiriya gihe akunze kugira ibyuya nijoro maze bigatuma aruhuka nabi. Ibi ngo biba byatewe akenshi n'uko imisemburo y'umugore iba yakoze ku bwonko kandi hari n'imisemburo iba irimo kugabanyuka.

Ariko ngo burya hari n'abakobwa babura ibitotsi mu gihe cyabo cy'imihango kubera cya kibazo cy'imisemburo iba yagize impinduka.
Gusa iyo umugore amaze kumenyera iki gihe cyo gucura arongera agasubirana nka mbere, ubwonko bwe buba bwarongeye kumenyera kuko ataba agikanguka uko abonye nijoro.

Niba ibi bikubaho ugeze iki gihe ni ukwihangana mu gihe wagize ibyuya bikabije ugahindura amashuka kugira ngo wongere ugerageze ibitotsi kuko bigera aho bikarangira.

INDWARA

KANSERI Y'INKONDO Y'UMURA ISHOBORA GUHITANA UYIRWAYE

Kanseri y'inkondo y'umura ni imwe mu ndwara zikomeye zizahaza kandi zigahitana abagore batari bake ku isi. Iyi kanseri ifata ibice bitandukanye by' umubiri, by'umwihariko ku bagore ikaba ikunze kwibasira inkondo y' umura, ari byo bita kanseri y' inkondo y' umura.
Kanseri y'inkondo y'umura igaragara ku isi yose kuko ifata umwanya wa kabiri ku rutonde rwa za kanseri kandi ikaba ingana na 80% bya za kanseri zose mu bihugu bikiri mu nzira y'amajyambere.

Iyi kanseri ihitana abagore bagera kuri 275.000 buri mwaka. Iyo ndwara igaragara kandi ikazahaza cyane abagore bageze mu kigero kiri hagati y'imyaka 48 na 55. Iyi ndwara kandi ishobora no gufata abatarageza kuri iyi myaka baramutse bahuye na virusi iyitera.

Bitewe n'uko iyi kanseri ikomeje kugenda ifata intera, Leta y'u Rwanda yashyizeho gahunda yo gukingira kanseri y'Inkondo y'umura mu rwego rwo kuyihashya. Ibi bikaba byaratangiye hakingirwa abana b'abakobwa bafite hagati y'imyaka 12 na 15.

Ibitera kanseri y'inkondo y'umura:

- Gukora imibonano hakiri kare (mbere y'imyaka 18), kubera ko imyanya ndangabitsina - Gukora imibonano mpuzabitsina inshuro nyinshi n'abantu benshi batandukanye
- Gutwita hakiri kare kandi kenshi
- Gukora akazi k'Uburaya
- Kwandura agakoko kitwa Human Papilloma Virus y'ubwoko bwa 2,k akaba ari na ko gatera iyi kanseri.

Ni gute Kanseri y'inkondo y'umura yandurira mu mibonano mpuzabitsina kandi abagabo batayirwara?

Iyi virus ya Human Papilloma Virus y'ubwoko bwa 2, ubusanzwe itera indwara nyinshi zandurira mu mibonano mpuzabitsina (MST: Maladie Sexuellement Transmissibles) ku bantu bose, baba abagabo cyangwa abagore. Bikaba rero bishoboka ko umugabo yakura iyo virus ku mugore bakoranye imibonano mpuzabitsina akayishyira undi mugore igihe uwo mugabo yongeya gukora imibonano mpuzabitsina n' undi mugore. Aha ariko umugabo we ntashobora kurwara iyi kanseri kuko atagira inkondo y'umura.

Ibimenyetso biyiranga:

- Kuva amaraso mu gitsina, kubabara cyane mu nda, kubabara mu gihe umugore arimo gukora imibonano mpuzabitsinda ndetse no kugira ururenda.
- Hemezwa ko umugore arwaye kanseri y' inkondo y'umura nyuma yo gukorerwa ibizamini na muganga w' inzobere mu kuvura kanseri.

Uko yirindwa:

- Kwirinda ikintu cyose gishobora kugutera iyo kanseri cyane cyane kwirinda gukora imibonano mpuzabitsina hakiri kare (munsi y'imyaka 18) kandi ukirinda kuyikorana n'abagabo benshi kandi batandukanye.

- Gufata urukingo, by'umwihariko muri iki gihe mu Rwanda hakingirwa abana b'abakobwa bakiri bato. Urwo rukingo rurinda abana b'abakobwa kwandura virus ya Human papilloma virus, twabonye ko ari yo itera kanseri y'inkondo y'umura.

Igikwiriye kumvikana neza ni uko urwo rukingo rudakingira SIDA cyangwa izindi ndwara zandurira mu mibonano mpuzabitsina. Ikindi kandi ntirubuza gutwita cyangwa se kubyara, nk'uko hari bamwe bashobora kubitekereza.

- Abagore bose bafite hagati y'imyaka 35 na 45 bashobora kujya kwa muganga kwipimisha iyo ndwara kugira ngo nibasanga bafite ibimenyetso bahite batangira kuvurwa hakiri kare, kuko iyo ivuwe hakiri kare ishobora gukira.

Uko ivurwa:

- Iyo kanseri itarafata ahantu hanini, kwa muganga bakoresha uburyo bwo kubaga bagakuraho ahafashwe(agace karwaye). Kimwe n' izindi ndwara, iyi kanseri na yo iyo yatinze kuvurwa ikageza ubwo ifata ahantu hanini, biba ngombwa ko babaga bagakuramo nyababyeyi yose.

- Ubundi buryo bukoreshwa ni ubwitwa radiotherapie ndetse na chimiotherapie.

Ni byiza rero kwirinda ndetse no kujya kwa muganga hakiri kare kuko iyo itinze kuvurwa ishobora guhitana uyirwaye.

Tubibutse ko urukingo rwitwa Gardasil rwatangiye gutangwa mu Rwanda ku bana b'abakobwa bose bafite hagati y'imyaka 12 na 15 ku buntu.

MENYA BYINSHI KU BIJYANYE NA KANSERI IFATA IMIRERANTANGA NGORE

Ubu bwoko bwa kanseri ni kanseri yibasira imirerantanga y'abagore, ikaba ikunda kugaragara cyane ku bagore bari hejuru y'imyaka 50. Urwaye iyi kanseri, ngo ashobora kugira ibimenyetso agaragaza, kimwe n'uko hari ubwo atabigaragaza.

Ibyo bimenyetso rero ashobora kugaragaza, ngo hari uguhaga vuba vuba igihe umuntu afungura, bikaba byamutera kugugara mu gifu n'igogora ritagenda neza, kumererwa nabi mu mara, gushaka kwihagarika cyane, ihindagurika ry'ibihe by'ukwezi k'umugore, kugira uburibwe mu mbavu, no kutamererwa neza n'indyo ufashe. Ingaruka zayo zikaba ari nyinshi, ariko iteye inkeke akaba iri ugutuma umugore atabyara, kuko iyi kanseri itera ubugumba.

Cyakora ngo nubwo bitoroshye kuvumbura iyi kanseri hakiri kare, 20% by'iyi kanseri ngo byaba bitahurwa mbere y'uko birenga cyangwa bikazahaza umurerantanga ngore. Hejuru y'ibyo ngo n'imiti ishobora gufasha uyirwaye, ikaba iboneka.

Ubushakashatsi buyivugaho iki?

Nk'uko tubikesha www.health.com, umwanditsi akaba n'umushakashatsi Mary Anne Rossing, umwe mu bagize Centre ya Fred Hutchinson y'i Seattle ikora ubushakashatsi kuri za kanseri, avuga ko buri mwaka, abagore barenga igihumbi na magana atanu (1.500) bapfa bazize iyi kanseri igikorwaho ubushakashatsi na n'ubu. Ngo byagaragaye ko poroteyini ya CA125, ari kimwe mu bigaragaza ko umuntu yaba afite iyi kanseri, nyuma yo gukora ibizamini ku murwayi. Cyakora ngo ibi bituma hadatahurwa neza ubukure bw'iyi kanseri, noneho bikaba byatuma umurwayi abagwa inshuro nyinshi bitari ngombwa.

Ikindi abantu bakwiriye kumenya ngo ni uko iyi kanseri ishobora kuba indwara y'inkomoko mu muryango, kuko hari kimwe mu bigize amaraso bita gene mu cyongereza; (ngo gene ya BRCA) ikaba igira uruhare mu ihererekanywa ry'iyi kanseri, dore ko ngo no kubana n'uyifite igihe kinini biri mu byongera amahirwe menshi yo kuyandura. Abagore rero ngo bavukana iyi gene ya BRCA ngo bakunda kurwara kanseri y'ibere ndetse n'iyibasira imirerantanga.

Uko ivurwa:

Health.com ikomeza itubwira ko umugore urwaye iyi kanseri, mu kuvurwa kwe, hashingirwa ku mibereho ye muri rusange, uburyo yaba agikomeza kwifuza kubyaran'ikigero cy'imyaka afite. Ikindi ngo ni uko mu kuyivura, kubagwa bifasha cyane, dore ko inyama zamunzwe n'iyi kanseri zikurwamo, zigasimbuzwa izindi. Nyuma yo kubaga, hari n'uburyo bwa chemotherapy buhita bukurikiraho, kuko bukoreshwamo imiti yica udukoko turema iyi kanseri. Ibyo byose iyo bikorewe umugore wari ayirwaye, ngo bishobora gutuma asama, bityo akaba yabyara.

Gusa ariko kuba umugore yakurwamo udusabo tw'intanga, ngo bishobora kumutera indwara nk'iy'umutima, kuba yahita ugera mu gihe cyo gucura, na byo bikurura ingaruka nko kubura ububobere mu gihe cy'imibonano mpuzabitsina.

Umuntu wabona kimwe mu bimenyetso biyiranga, akaba asabwa kwihutira kujya kwa muganga kugira ngo abe yakurikiranwa hakiri kare.

GUKURAMO INDA

GUKURAMO INDA NTIBIKWIYE GUFATWA NK'ICYAHA

Mu Rwanda inteko ishinga amategeko umutwe w'abadepite uherutse gutora Itegeko rigenga ikurwamo ry'inda. Nyuma y'itorwa ry'iri tegeko abanyarwanda b'ingeri zitandukanye ntibabyakiriye kimwe. Bamwe bavuga ko bitari bikwiye ko iryo tegeko ritorwa bitwaje ko ngo iri tegeko ari ugushyigikira ibikorwa by'ubusambanyi, guta umuco ndetse bamwe ntibanatinye kuvuga ko ari ugukomeza guha urwaho bamwe mu bagore cyangwa abakobwa uburenganzira bwo kwica kandi ari kimwe mu byaho Imana yanga urunuka. Kurundi ruhande hari ababyakiriye neza bavuga ko iri tegeko rigiye kubohora bamwe mu batwita inda ku buryo bubatunguye, aha ni ukuvuga ba bandi bafatwa ku ngufu ndetse n'abandi bisanga batwite ababateye izo nda batiteguye kubafasha ari nabyo binatera bamwe igikomere mu buzima ku buryo n'uwo mwana wavuka yakurira mu bibazo byo kubura urukundo rwa kibyeyi cyangwa se ugasanga ajugunwa n'uwamubyaye.

Gukuramo inda ntibikwiye gufatwa nk'ishyano cyangwa icyaha gikomeye igihe bikozwe n'umuganga wabyigiye kandi ku mpamvu zumvikana. Gukuramo inda ni uburenganzira bw'umugore nk'uko bigaragazwa n'amategeko arengera umugore yashyizweho n'umuryango w'abibumbye urengera uburenganzira bwa muntu bityo ntawukwiye kubumwima mu gihe bibaye ngombwa.

Ku batumva itegeko ryo gukuramo inda, si buri mugore wese wemerewe kuyikuramo aho iri tegeko ryubahirizwa. Itegeko rirasobanutse neza kuko risobanura neza igihe umugore cyangwa umukobwa yemererwa gukuramo inda ndetse kandi rikanerekana ko bigomba gukorwa n'abaganga babyigiye kandi bikanakorerwa mu mavuriro afite ibyangombwa bihagije birimo imiti, ibikoresho, abaganga b'inzobere, abajyanama ndetse n'ibindi byangombwa nkenerwa mu gukora iki gikorwa cyo kurengera ubuzima bw'umubyeyi.

Zimwe mu mpamvu zishobora gutuma umugore cyangwa umukobwa akuramo inda harimo kuba yarafashwe ku ngufu, kuba yatewe inda n'uwo bahuje isano,kuba yatewe inda akiri umwana ku buryo byamugiraho ingaruka mbi ku buzima bwe n'ubw'umwan yaba ku mubiri ndetse no mu mutwe, kuba yamugiraho ikibazo igihe akomeje kuyitwita, kuba yagira ikibazo ku mwana atwite igihe bigaragara ko nta mahirwe uwo mwana yagira yo kubaho cyangwa se igihe binagaragazwa n'ibizamini bya muganga ko umwana wavuka ashobora kudakura neza bitewe n'ibibazo bitandukanye ku bwonko cyangwa izindi ngingo ze. Na none igihe umugore yatewe inda atabyiteguye ndetse akaba anabona azagira ihungabana no kubura ubushobozi bwo kwita ku mwana wavuka cyane cyane igihe uwayimuteye atiteguye kumufasha kurera umwana cyangwa se n'igihe umuryango utamwakira neza icyo gihe ashobora gufata icyemezo cyo gusanga umuganga wabyigiye kugira ngo amufashe kuyikuramo.

Mu bihugu byateye imbere nko muri Amerika ahari amategeko yemerera abagore gukuramo inda, ngo abakobwa n'abagore bagera kuri 40% baba barakuyemo inda mu gihe runaka mu buzima bwabo. Ku isi yose, inda ziri hagati ya miliyoni 20 na 30 zimaze kuvanwamo mu buryo bwemewe n'amategeko naho iziri hagati ya miliyoni 10 na 20 zakuwemo mu buryo butemewe n'amategeko.

Gukuramo inda bitemewe n'amategeko bikururira ababyeyi ibibazo bitandukanye. Muri byo harimo kuva cyane, kwangirika kw'imyanya myibarukiro y'umugore, kuba ingumba tutanaretse n'urupfu cyane ko ababikorera mu bwihisho bifashisha ibyatsi byangiza ubuzima cyangwa se hamwe ukanasanga bamwe twita ba 'rumashana' batanatinya gukoresha ibyuma byanduye bishobora kuba inkomoko yo kuba n'uwakujemo inda ashobora no kuhandurira virusi itera sida cyangwa na kanseri.

13% z'impfu z'abagore buri mwaka ziterwa no gukuramo inda bitemewe n'amategeko. Izi mpfu nk'uko bitangazwa na webmed.com ntizirangwa muri Amerika cyangwa ibindi bihugu biha abagore uburenganzira bwo gukuramo inda.

Imibare mishya itangazwa n'Umuryango w'Abibumbye wita ku buzima yerekana ko miliyoni 50 z'inda zikurwamo yaba ku buryo bwemewe n'amategeko cyangwa butayakurikije, 30 muri zo zonyine zibarurirwa mu bihugu bikiri mu nzira y'amajyambere. Igiteye ubwoba ni uko miliyoni 20 muri izo zikurwamo ku buryo bwangiza ubuzima bw'umubyeyi kubera ibura ry'abaganga babihugukiwemo ndetse n'ibindi bikoresho byifashishwa cyangwa se bamwe bakazikuriramo mu bwihisho ari nayo mpamvu benshi zibahitana bityo bikanongera umubare w'ababyeyi bahitanwa n'inda.

Wakwibaza uti ,"ese ubundi ko uko iterambere rigenda ryiyongera uburyo bwo kwirinda gusama umugore atabiteganije bugenda bwigishwa kandi bukanakwirakwizwa mu mavuriro ku buryo buhendutse, kuki benshi bagwa mu mutego wo gusama batabishaka ndetse bikaviramo bamwe gukuramo inda mu bwihisho ndetse n'abihambiriye bakazibyara ugasanga bata ibyo bibondo cyangwa banabarera ugasanga batabaha urukundo n'uburere nyabwo ?"

Mu bigaragara inyigisho z'imikorere y'umubiri w'umuntu ndetse n'iz'ubuzima bw'imyororokere hamwe n'ibura ry'uburere buhagije biri mu bituma iki kibazo cy'inda zitateganijwe ziyongera. Iyo ibi byivanze n'ubujiji ndetse n'ibura rya serivisi z'ubuzima bw'imyororokere ndetse n'imyumvire kuri izi serivisi nabyo bibangamira gahunda zo gukumira izi nda zitateganijwe. Ikindi cyiyongera kuri ibi ni uko mu bihugu byinshi bikiri mu nzira y'amajyambere hatari hashyirwaho amategeko yemerera abagore n'abakobwa gukuramo inda ari nabyo kenshi bituma umubare w'abagore uhasiga ubuzima cyangwa ukanahagirira ubumuga butandukanye. Haracyari imbogamizi zishingiye ku ibura ry'abaganga ndetse n'abajyanama mu by'ubuzima basobanukiwe n'ubuzima bw'imyororokere bafasha abagore gusobanukirwa n'ibijyanye n'imokorere n'imihindagurikire y'imibiri yabo.

Kuba igihugu cy'u Rwanda cyarashyizeho Itegeko ryemerera abagore n'abakobwa gukuramo inda ni indi ntambwe itewe mu kugabanya impfu n'ibindi bibazo byibasira abagore biturutse ku gutwita batabiteganije. Gusa kuba iri tegeko ryaratowe ntibihagije. Aha birasaba ko inzego z'ubuzima, izishinzwe iyubahirizwa ry'uburinganire no kurwanya ihohoterwa mu miryango ndetse n'inzego bwite za Leta zose guhera ku mudugudu kugeza hejuru bagomba gushyira ingufu mu kwigisha abaturage by'umwihariko herekanywa ibyiza byo kugira umugore ufite amagara mazima, ujijukiwe n'imikorere ndetse n'imihindagurikire y'umubiri we. Birakwiye kandi ko aya mategeko amenyeshwa abaturarwanda b'ingeri zose cyane cyane igitsina gore kugira ngo bamenye ko hari amategeko abarengera bityo binagabanye ikibazo cya bamwe bakuramo inda mu bwihisho cyangwa se banagira amahirwe yo kuzibyara bakajugunya ibyo bibondo.

Ni uburenganzira bw'umugore kubona serivisi nziza z'ubuzima kugira ngo arindwe gupfa atanga ubuzima cyangwa izindi ngaruka zishamikiye ku kubura serivisi z'ubuzima zinoze harimo n'uburenganzira bwo gukuramo inda igihe bigaragara ko yamugiraho ingaruka ku buzima harimo n'urupfu. Nihashorwa imari mu kubungabunga ubuzima bw'abana n'ababyeyi ndetse hakanashorwa mu kwigisha ubuzima bw'imyororokere na serivisi zibishamikiyeho byose, ndetse kandi hagashorwa mu kwigisha abaganga b'umumwuga bazafasha abagore cyangwa abakobwa bakenera serivisi zo gukuramo inda babaha inama mbere yo gukora icyo gikorwa, babakurikirana nyuma yo gukuramo inda, nta kabuza ko igihugu kizatera imbere mu bukungu, imibereho myiza n'imiyoborere myiza.

GUKURAMO INDA: ICYO AMATEGEKO Y'U RWANDA ABIVUGAHO

INGINGO ZIVUGA KU "GUSAMA, GUKURAMO INDA"

Ingingo: 4
Buri mwana afite uburenganzira bwo kubaho kuva agisamwa. Gukuramo inda ku bushake birabujijwe keretse gusa ku mpamvu no mu buryo biteganywa n'amategeko.

Ingingo: 30

Uwikuyemo inda ku bushake ahanishwa igihano cyo gufungwa kuva ku myaka itanu kugezaku myaka cumi n'itanu.

Uwagerageje gukuramo inda ahanishwa igihano cyo gufungwa kuva ku mezi atandatu kugeza ku myaka itatu.

Hitawe ku nyungu z'umwana, icyo gihano kivugwa mu gika cya kabiri cy'iyi ngingo gisubikwa mu gihe kingana n'amezi cyangwa imyaka yakatiwe n'urukiko.

Ingingo: 31

Uzakuramo umugore inda ariko nyir'ubwite atabyemeye, azahanishwa igifungo kuva ku myaka makumyabiri kugeza kuri burundu.

Mu gihe babyemeranyijweho, uzamukuramo inda azahanishwa igifungo kuva ku myaka itanu kugeza ku myaka cumi n'itanu.

Iyo nyiri ukuyimukuramo atabigambiriye, ahanishwa igifungo kuva ku mezi atatu kugeza ku myaka itatu.

www.amategeko.net

UBUGUMBA

UBURYO BWO KUBONA URUBYARO KU MIRYANGO ITABYARA

Abashakashatsi bavumbuye uburyo bwitwa ART, Assisted Reproduction Technology, ubu buryo bukaba bwarafashije imiryango itari mike yari ifite ikibazo cyo kutabyara.

Ubu buryo bukaba ngo bwifashishwa kenshi ku miryango iba yaregereye muganga akayifasha muri ubu buryo. abashakashatsi bazobereye ku mihindagurikire y'umubiri bavuga ko nubwo ubugumba bizwi ko buriho ngo ariko akenshi abantu bakunze kuvuga ko bafite ikibazo cy'ubugumba ndetse ntibirirwe bajya kwa muganga nyamara ngo Atari ko bimeze ahubwo ari ikindi kibazo cy'imihindagurikire y'umubiri cyangwa ibindi bibazo by'imyororokere bikenera kujya kwa muganga.

Doctissimo.com ivuga ko Ubufasha bukomeye bwakomeje gukorwa mu myaka icumi ishize ku bagore bafite ubugumba ndetse benshi barakira, ku ruhande rw'abagabo uru rubuga ruvuga ko abagabo baterwa ubugumba n'imiterere y'umubiri wabo cyane ku bijyanye n'amasohoro ndetse n'ubushobozi bafite bwo gusohora. Ibi ngo bikaba bitabuza ko bombi bafite iki kibazo batakoresha ubu buryo bwa ART.

Ubu buryo bwa ART abahanga batanga inama ko ubukoresha abanza kubigirwamo inama na muganga mu gihe we ubwe yagupimye akabona ko ukwiriye kubukoresha.

IMPAMVU ZITERA UBUGUMBA KU BAGORE

Ubugumba ku bagore burimo amoko abiri, ubugumba bwa mbere bubaho igihe umugore atigeze asama na rimwe cyangwa yarabyaye rimwe agahita agumbaha burundu, naho ubugumba bwa kabiri bukaba ari igihe noneho umugore akunze gukuramo inda. Aha rero ngo ni byiza ko umugore amenya igitera bumwe muri ubu bugumba.

Hari ubwo umugore ashobora kuba ingumba kubera ko adafite intanga ngore cyangwa se igihe azifite ariko ari ibihuhwe, muri iki gihe ngo bishoboka ko umugore bamutera intanga hanyuma zigahuzwa n'iz'umugabo.

Hari n'igihe umugore ashobora kuba yarazibye imiyoborantanga, aho usanga kimwe cya kane cy'abagore baba ingumba kubera iki kibazo,bityo ngo gusama bikaba bidashoboka kuko intangagabo zibura aho zinjirira. Gusa ngo birashoboka ko intanga ngabo n'intanga ngore bihurira hanze y'umura ibi rero bikaba bitera kuba umugore yasamira inyuma y'umura.

Ikindi gishobora gutuma umugore aba ingumba ni igihe ururenda rwe rudashobora gufasha intanga ngabo kwihuta ngo igere mu murerantanga. Aha rero ngo bashobora guhuza intanga ngore n'intanga ngabo ku buryo bwa gihanga ku buryo zizatanga umwana.

Muri rusange, haba hagomba gushira amezi runaka kugira ngo umugore n'umugabo babana babyare, umugore rero afite amahirwe 25% yo gusama muri buri gihe cye cy'uburumbuke. Igihe rero umugore abonye amaze imyaka 2 atarasama ngo ni byiza ko ajya kwa muganga, gusa ngo hari n'ubwo uku gutinda biterwa n'imyaka umugore agezemo aho ngo usanga abagore bafite kuva ku myaka 35 kuzamura batinda gusama.

IGITERA UBUBABARE BUKABIJE MU KIZIBA CY'INDA GISHOBORA GUTERA N'UBUGUMBA

Ububabare bwo mu kiziba cy'inda (douleurs du bas-ventre) bukunze kugaragara by'umwihariko ku bagore. Ubwo bubabare bushobora kuziraho bukabije cyangwa se bukaba akarande. Impamvu zibutera ni nyinshi ari na yo mpamvu umuntu uhuye na bwo akwiriye kwihutira kujya kwisuzumisha.
Abagore benshi ngo bakunze guhura n'ubu bubabare, byaba biturutse ku kugaganirwa bisanzwe (simple constipation), ibyuka byihaga mu mara, imihango (y'abakobwa) ibabaza cyangwa se ikindi kibazo gishobora guhungabanya inda. Ni ukuvuga ngo ibishobora gutera ububabare bwo mu kiziba cy'inda ntibibura.

N'ubwo ibitera ubwo buribwe ario byinshi, urubuga rwa internet, e-sante.fr rwanditse ko ari iby'agaciro kugira ubushishozi kuko muri izo mpamvu habamo n'izikomeye, ari na yo mpamvu umutu akwiriye kwisuzumisha hakiri kare kugira ngo ahere ko afata ingamba zijyanye n'ubwo bubabare.

Urugero ni nk'imihango ibamo ububabare bukaze. Ubundi ibyo ngo ntabwo bisanzwe. Uru rubuga rutanga inama ko igihe umukobwa/umugore agiye imugongo bikamubabaza yasubirayo bikaba uko, ko akwiriye kwihutira kureba umuganga bitewe n'uko hari indwara ibitera yitwa endométriose mu rurimi rw'igifaransa.

Ngo iyo iyo ndwara yafashe umugore/umukowa, buri gihe cy'imihango habaho kuribwa bikabije mu kiziba cy'inda. Ngo ni byiza ko ajya kwisuzumisha iyo ndwara kuko ivurwa igakira, ariko iyo itavuwe ishobora gukurizamo uyirwaye kugumbaha.

GUKURAMO INDA UKIRI MUTO BISHOBORA KUVIRAMO UWABIKOZE KUBA INGUMBA

Muri rusange bavuga ko umuntu yakuyemo inda igihe yishe umwana uri mu nda cyangwa se atwite, hakoreshejwe uburyo butandukanye mbere y'uko igihe cy'ivuka kigera. Uretse ko gukuramo inda ku bushake bishobora kuba icyaha gihanwa n'amategeko, gukuramo inda bigira ingaruka zitandukanye zishobora guhitana ubuzima bw'uwayikuyemo.nk'uko urubuga rwa internet laissezlesvivres.free.fr rubitangaza.

Zimwe mu ngaruka ziterwa no gukuramo inda harimo:

1. Kuva amaraso menshi cyane nyuma yo gukuramo inda

2. Gutoboka kwa nyababyeyi ari yo nda ibyara ndetse no gutoboka amara ayungurura ibiryo turya

3 . Infection: ahangaha bavuga ko mu gihe umugore akuramo inda, mikorobe zibona urwinjiriro zikajya mu maraso zigatera uburwayi butandukanye bitewe n'urugingo rw'umubiri zafashe. Urugero: ibi bishobora gutera indwara zikomeye z'impyiko.

Ibi bigaragazwa no:

-Kugira umuriro mwinshi nyuma yo gukuramo inda

-Gutera cyane ku mutima

-Kugabanuka k'umuvuduko w'amaraso

-Gukonja ibirenge n'intoki bitewe no gutembera kw'amaraso make muri ibi bice

4. Ibyago byo kuba ingumba: aha bavuga ko abakobwa bakiri bato ari bo bagira ibi byago byo kuba ingumba nyuma yo gukuramo inda, ahanini bitewe na mikorobe twavuze haruguru zishobora kwangiza utuyoboro tw'intanga ngore cyangwa bikaba byaturuka ku nkovu nziza muri

nyababyeyi nyuma yo gukuramo inda bitewe n'uburyo bwakoreshejwe.

5. Kugira ibyago byo gutwitira hanze ya nyababyeyi

6. Kugira imihindagurikire mu mihango ndetse no kuribwa bikomeye mu gihe cy'imibonano mpuzabitsina. Ibindi birimo nko kugira isesemi, kuruka kubabara umutwe, kugira isereri, no kubabara mu nda. Ibi bikaba biba ku bagore bakoresheje ibinini nka mifepristone kugira ngo bakuremo inda.

7. Ikindi gishobora kwiyongeraho ni ukugira ikibazo cy'ubwigunge bukabije nyuma yo gukuramo inda.

ESE HARIHO POSITION (MU BURIRI) YAGUFASHA GUSAMA VUBA?

Hari abantu batekereza ko ngo hariho position mu buriri ishobora gutuma umugore asama vuba mu gihe haterwa akabariro bikaba byanatuma bamwe basenya mu gihe umwe muri bo byamunaniye.

Ibi byavumbuwe nyuma y'ibibazo byibazwaga na benshi harimo ndetse n'ikindi kibazo cyo kwibaza niba indunduro y'ibyishimo (orgasme) mu mibonano mpuzabitsina hari icyo yaba imaze kuri iyo ngingo.

Nk'uko tubikesha urubuga rwa internet: Doctissimo.fr, ngo ubushakashatsi bwakorewe mu gihugu cy'u Bwongereza hari icyo bwabivuzeho. Position iyo ari yo yose wakoresha, nta cyo itwaye cyangwa yongera. Icya ngombwa ni uko mubyumvikanaho kandi mwese ikaba ibashimishije. Gusa ngo hari ituma intanga ngabo zigera kure cyane ndetse abenshi bavuga ko ari ya yindi igihe umugore aba ari hejuru y'umugabo ndetse ikaba yuje ibyishimo kuri bombi. Naho ubundi nta position ubushakashatsi bwari bwemeza yaba ifasha mu gusama vuba.

Nyamara ubu bushakashatsi bwavuze ko bihagije mbere ya byose ko umugore agomba kuba ari mu gihe cy'uburumbuke mu minsi 14 mu gihe cy'imihango uvuye ku munsi wa mbere yayiboneyeho.

Batanga inama ko mu gihe wifuza gusama ugomba gutangira gukora ibijyanye n'urukundo (harimo n'akabariro), iminsi itatu mbere y'imihango kugeza indi minsi itatu nyuma yayo. Icyakora na none niba uri umugabo ukaba ushaka kubihinyuza usabwe kuba wirinze gukora imibonano mpuzabitsina mbere y'ibyo bihe kugira ngo nibigera ubibone.

Ibindi bitabo bya Bangambiki Habyarimana

Akabanga k'Urukundo
Shira Irungu

Bangambiki Habyarimana Online

http://www.amakururwanda.com
http://youtube.com/user/amakuruyurwanda